Zu diesem Buch

«Mir ist so übel!» – «Der Bauch stört mich!» – «Die Schmerzen bei der Geburt waren schrecklich!» – «Ich habe einfach keine Lust mehr, seit das Baby da ist!» Aussagen von Schwangeren, jungen Müttern und Vätern.

Kaum ist eine Frau schwanger, vergeht ihr häufig die Lust. Und wenn der Bauch größer wird, hat oft auch der werdende Vater kein Interesse mehr am Sex. Nach der Geburt ist dieser Zustand meist nicht zu Ende. Nur: Kaum jemand redet darüber. In diesem Buch kommen Frauen und Männer zu Wort. Und die Autorin, Geburtsvorbereiterin und Sexualberaterin, erklärt Ursachen der Lustlosigkeit und zeigt Wege, die Liebe neu zu lernen.

Petra Otto, Jg. 1950, Dipl.-Päd., Geburtsvorbereiterin und analytisch und verhaltenstherapeutisch ausgebildete Sexualtherapeutin. Mitbegründerin des Kölner Geburtshauses; seit 1985 Geburtsvorbereitungskurse sowie Sexualberatung. Sie lebt mit ihren drei Kindern (Jg. 1980, 1982, 1990) in Köln.

Gabi Gandras, Jg. 1959, Dipl.-Psych., Ausbildung in Verhaltens-, Familien- und Sexualtherapie, arbeitet als Psychotherapeutin in eigener Praxis in Köln. Sie hat eine Tochter (Jg. 1988) und einen Sohn (Jg. 1995).

Günter Wagner, Jg. 1955, arbeitete nach kaufmännischer Fotolehre und einem Germanistikstudium als freier Mitarbeiter und fest in der Kulturredaktion beim ZDF. 1994 Erziehungsurlaub und Mitgründer eines privaten Kindergartens und einer Vätergruppe. Seit 1996 wieder freiberuflich tätig. Sein Sohn wurde 1993 geboren.

Anregungen und Kritik bitte an folgende Adresse: Büro für wissenschaftliche Publizistik Dr. Horst Speichert, Teutonenstr. 32b. 65187 Wiesbaden. Hier erhalten Sie auch gegen Voreinsendung eines frankierten DIN-C6-Umschlags einen Prospekt der Reihe «Mit Kindern leben».

Petra Otto

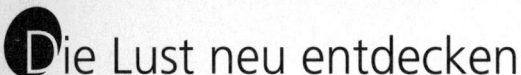Die Lust neu entdecken

Sex in der Schwangerschaft und nach der Geburt

Mit Beiträgen von Gabi Gandras und Günter Wagner

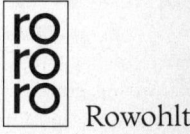
Rowohlt

rororo   Mit Kindern leben

Herausgegeben von Bernhard Schön und Horst Speichert
Redaktion: Bettina Mähler, Bernhard Schön

Originalausgabe
Veröffentlicht im Rowohlt Taschenbuch Verlag GmbH,
Reinbek bei Hamburg, August 1996
Copyright © 1996 by Rowohlt Taschenbuch Verlag GmbH,
Reinbek bei Hamburg
Umschlaggestaltung Peter Wippermann / Jürgen Kaffer
Büro Hamburg (Foto: The Image Bank)
Innentypografie Daniel Sauthoff
Alle Rechte vorbehalten
Satz Guardi (Linotronic 500)
Gesamtherstellung Clausen & Bosse, Leck
Printed in Germany
1290-ISBN 3 499 60150 8

Inhaltsverzeichnis

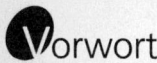orwort

Sexualität kann man nicht verstehen,
denn Natur kann man nicht verstehen.

Sexualität und Erotik sind die heikle Schnittstelle
zwischen Natur und Kultur.

Humor ist die einzige Lösung für den Krieg zwischen den Geschlechtern.
(Camille Paglia, Die Masken der Sexualität)

... und Kenntnis und etwas Distanz (P. O.)

In meiner knapp 15jährigen Arbeit mit Schwangeren und werdenden Eltern in einem Geburtshaus und in einem Schwangerschaftszentrum, erst in Geburtsvorbereitungskursen und Gesprächskreisen nach der Geburt, später in Paarberatungen und Sexualtherapien, bin ich zunehmend mit der Frage konfrontiert worden, wohin sich die Sexualität in der Zeit der Schwangerschaft und der Nachgeburtsperiode verflüchtigt.

Die Frage stand im Raum, besonders wenn die Frauen unter sich waren.

Warum nehmen sich die Paare keine Zeit mehr für die sexuelle Liebe? Warum ist ihnen, manchmal so gründlich, die Lust vergangen? Vordergründig gesehen scheint dies ein Frauenproblem zu sein, denn mehrheitlich entziehen sie sich der Sexualität. Ich wage aber die These, daß die Frau nur den Konflikt als «aktive Passive» austrägt, weil ihr Verhältnis zur Sexualität – wie ich später ausführe – historisch gebrochener ist als das der Männer.

Deshalb nimmt sie in der Regel das Symptom auf sich, und der Mann erscheint als sexuell überlegen und potent. Sein Aphrodisiakum ist die Lustlosigkeit der Frau. Die weibliche Unlust steigert das männliche Begehren. Er scheint immer zu können, weil nie die Probe aufs Exempel stattfindet.

Wäre es den Frauen in der Vergangenheit und bis heute genauso gestattet gewesen, ihre Sexualität aktiv und selbstbestimmt zu leben, hätten sie mehr Möglichkeiten gehabt, ihr Liebesleben nach eigenen Bedürfnissen zu gestalten, wären sie also heute sexuell fordernder und forscher aus wirklicher eigener Lust, dann hätten die Männer mehr Spielraum, ihre sexuellen Widersprüche und Unlustgefühle auszutragen, die ja auch da sind, nur verstellt durch den Blick auf die lustlosen Frauen. Das heißt, werden die Frauen sexuell aktiver, relativiert sich oft sehr schnell die Potenz der Männer.

Es scheint also so zu sein, daß die Zeugung eines Kindes bestenfalls die Zeit der fürsorglichen Liebe, aber nicht die Zeit der körperlichen Liebe einleitet. Die Liebesbeziehung wandelt sich in eine Elternbeziehung, diese beiden Pole konkurrieren eine ziemlich lange Weile miteinander, und aus beidem wieder eine Einheit zu gestalten, scheint schwierig, besonders wenn noch alte Rechnungen mit dem Partner, mit der Sexualität an sich oder mit der eigenen Elternbeziehung offen sind.

Zwei Gesichtspunkte scheinen mir fundamental bei der Klärung der Frage, warum die Unlust so zentral ist:

1. Das Hinauszögern oder das Verweigern der Sexualität ist oft nur ein Symptom für tiefer liegende Konflikte.
2. Als Symptom wird das Feld der Sexualität gewählt, auf dem Männer wie Frauen sehr unsicher sind, weil die Nähe zum anderen Geschlecht ängstigt. Die Geschlechter sind sehr unterschiedlich, das lehrt ja noch einmal eindrücklich das Erlebnis von Schwangerschaft und Geburt, und das Fremde in uns körperlich aufzunehmen als Frau oder sich davon um-

schlingen zu lassen als Mann ist nicht in jeder Lebenszeit gleich gut möglich und erwünscht.

Die Unlust ist nur das Symptom, der sichtbare Ausdruck eines unsichtbaren Prozesses. Sie hat Signalfunktion und zeigt dem Paar an: Die Situation sollte hinterfragt werden.

Nach meiner Erfahrung beginnen dann meist die Frauen, über die Partnerschaft, aber auch über ihr Verhältnis zur Sexualität noch einmal neu und grundsätzlich nachzudenken. Was das Paar weiterbringt, ist, das Symptom «Lustlosigkeit» wahrzunehmen und es zum Anlaß zu nehmen, tiefer zu blicken, es zu verstehen, es einzuordnen in die jeweilige Biographie von Frau und Mann und es dadurch möglicherweise überflüssig zu machen.

Für beide ist die Frage zu beantworten, welche Bedeutung das Symptom für diese Beziehung hat.

Viele, aber nicht alle reagieren mit Lustlosigkeit auf Schwangerschaft, Geburt und Nachgeburtsperiode. Diese Erlebnisse, wie auch immer sie waren, verursachen nicht automatisch Unlust. Wir benutzen sie jedoch als Hilfsmittel, um Unlust zu verwirklichen, um mit diesem Warnsignal deutlich zu machen: Irgend etwas stimmt nicht und ist klärungsbedürftig.

Eine Patientin hatte nach einer gut verlaufenen Geburt einen Dammriß und Dammschnitt, die schlecht genäht und schlecht verheilt waren. Zweimal mußte deshalb die Dammnaht unter Narkose korrigiert werden. Verständlicherweise reagierte die junge Frau mit einem sexuellen Rückzug und dem Bedürfnis, ihren Unterleib zu schonen und vor erneuten Verletzungen zu schützen. Zehn Monate nach der Geburt kam sie wegen ihrer manifesten Unlust in die Beratung. Im Verlauf der Gespräche stellte sich heraus, daß eine kurze Affäre mit einem anderen Mann während der Schwangerschaft ihr die emotionale Kargheit bewußtgemacht hatte, die sie mit ihrem Ehemann erlebte. Es wurde sehr schnell klar, daß sie durchaus Lust hatte, mit dem anderen Mann zu schlafen, den sie als sehr viel attraktiver und anregender empfand. Ihre Unlust war im Kern das Symptom ihrer sexuellen und allgemeinen Unzufriedenheit mit ihrer Partnerschaft.

Das Signal «Lustlosigkeit» ist unangenehm, aber ehrlich. Es teilt mit: *So* nah will ich dich im Augenblick nicht haben! Bleib mir vom Leib, bleib mir vor allen Dingen aus dem Leib! Mir ist die Lust auf dich vergangen als Mann (oder als Frau)!»

Entweder wir sitzen oder besser gesagt liegen das Problem aus, oder wir gehen es an, so kränkend das für den abgewiesenen Partner auch manchmal sein mag.

Es ist die Zeit für ein tiefer gehendes Gespräch. Zu zweit oder, wenn die Fronten schon verhärtet sind, mit neutralisierenden Dritten aus dem Freundeskreis, und wenn auch das nicht erfolgreich ist, mit professioneller Hilfe.

Sie sollten also ein so deutliches Zeichen nicht übersehen. Wenn Sie das Symptom benutzen, um die Situation zu verstehen, dann haben Sie eine große Chance, Ihre Beziehung zu vertiefen und die Lust neu zu entdecken, zu erleben und ihr eine andere Dimension zu geben.

Das Thema ist alt, der Blick auf die Problematik jedoch relativ neu. Bis vor zehn bis fünfzehn Jahren war der Gynäkologe der unsichtbare Dritte im Paarbunde, der meist sechs Wochen nach der Geburt die Sexualität wieder «freigab». Jetzt konnte es «normal» weitergehen. Nach Lust oder Unlust wurde selten gefragt.

Mit meinen Fragestellungen streife ich also im folgenden weitgehend durch Neuland. Ich habe verstreut einige Erklärungsansätze für die veränderten sexuellen Bedürfnisse in der Psychologie, in der Medizin und in der Soziologie gefunden und versucht, verbunden mit meinen Erfahrungen aus der Beratungsarbeit, sie zu einem – vorläufigen – Bild zusammenzufügen. Herausgekommen ist ein unvollständiges Puzzle, zu dem die Fachleute der verschiedenen Wissenschaftsdisziplinen in Zukunft noch Teile werden nachliefern müssen.

Ich bin bei meinen Betrachtungen nicht neutral, ich blicke aus weiblicher Sicht auf die Sachlage. Dasselbe gilt für Gabi Gandras, die Kapitel 3 verfaßt hat. Männer sehen einiges anders, und deshalb kommt auch ein Mann (Günther Wagner, Kapitel 6) zu Wort.

Zum weiblichen Blickwinkel kommt in meinem Fall noch eine psychoanalytische und verhaltenstherapeutische Ausbildung, Gabi Gandras ist verhaltenstherapeutische und systemische Psychotherapeutin, auch das bringt eine gewisse Färbung in unsere Sicht der Dinge.

Also nehmen Sie diesen Ratgeber als das, was er ist: als einen Überblick über die Sachlage, der – komplettiert durch Ihre persönlichen Erfahrungen – Ihnen einiges Material an die Hand gibt, Ihre individuelle Situation besser zu verstehen und befriedigender zu gestalten.

Bedanken möchte ich mich bei:
meinen Kindern Birke, Till und Max, deren Existenz mir half, mich auf dieses Thema aufmerksam zu machen;
Prof. Matthias Petzold, ohne dessen fürsorgliche gedankliche Geburtshilfe dieses Buch nie geschrieben worden wäre;
Prof. Konrad Weller, dessen satirischem Scharfsinn ich so manchen guten Einfall verdanke;
Brigitte Mombaur-Leicher, die mir mit ihrer persönlichen Zuwendung und ihrem Vertrauen entscheidend weiterhalf;
allen meinen Gesprächspartnerinnen und -partnern aus dem «Kölner Geburtshaus» und dem Schwangerschaftszentrum «Bauchladen e.V.».

Einleitung

«Seit das Kind da ist, habe ich einfach keine Lust mehr auf Sex!»
«Ich bin für eine Sexpause nach der Geburt – mindestens ein Jahr!»
«Seit ich schwanger bin, lasse ich die Sexualität über mich ergehen, damit mein Mann nicht tagelang sauer auf mich ist, aber eigentlich will ich gar nicht.»
«Zwischen mir und dem Kind ist kein Platz mehr für meinen Mann.»
«Ich habe Angst vor ihrem Bauch, ich habe Angst vor dem Kind – das nimmt mir die Lust.»
«Wenn ich sie so sehe, denke ich an meine Mutter, dann kann ich nicht mehr.»

Wenn Sie dieses Buch in die Hand nehmen, kennen Sie wahrscheinlich diese oder ähnliche Stoßseufzer junger Mütter und Väter. Wer, wie die Autorin dieses Buches, beruflich mit Frauen und Männern in der Zeit des Elternwerdens arbeitet, weiß ebenfalls, daß die Sexualität ein schwelender und weitverbreiteter Konfliktherd in dieser Zeit ist.

Was sich da in den letzten Jahren so vehement Gehör verschafft, daß sich jetzt zunehmend Medien, Kongresse und wissenschaftliche Untersuchungen mit dem Thema befassen, ist ein uraltes Phänomen in der Beziehung zwischen Mann und Frau. Neu daran ist nur, daß die Klagen geäußert und gehört werden.

Bündeln wir all diese Klagen, beginnen wir zu ahnen, daß die «Störung» der Sexualität durch Schwangerschaft, Geburt und Nachgeburtsperiode offensichtlich der Normalfall und die ungestörte, gleichbleibende Sexualität die Ausnahme ist.

Erklären wir hiermit also einfach die «Störung» zum Normalfall und machen aus dem angeblich Unnormalen die Norm. Vermutlich werden diese Erkenntnis und Umbenennung einige von Ihnen entlasten, die vielleicht spätestens nach der Geburt begannen, an ihrer sexuellen Liebesfähigkeit zu zweifeln.

Insofern können wir allen Geburtshäusern, Schwangerschaftszentren, Elterngruppen und Gesprächskreisen sowie den Medien danken, die dieses Thema diskussionsfähig machten und dazu beitrugen, den sexuellen Einzelfall zu relativieren, ihm die Schwere des Außergewöhnlichen zu nehmen und ihn gleichzeitig zu verallgemeinern.

Dies ist ein entscheidender Fortschritt: Vor zwanzig Jahren saßen junge Mütter noch überwiegend isoliert in ihren Wohnungen und empfanden sich als frigide und gestört, wenn ihnen die Lust nach Schwangerschaft und Geburt vergangen war. Auch der Zustand der männlichen Lust gehörte in die «black box» der Beziehung. Damals gab es keinen Erfahrungsaustausch unter Vätern und Müttern, sie waren auf sich und ihre Einzelerfahrung zurückgeworfen. Man maß die Sexualität an hochgesteckten Normen und wagte es nicht, Paare in vergleichbarer Situation zu befragen. So bauschte sich häufig für das neugeborene Elternpaar die allgemeine sexuelle «Sondersituation» nach der Geburt zum individuellen sexuellen Versagen auf.

Mit der Diskussion über dieses Tabuthema besteht – endlich – die Chance, die Situation im Interesse der beiden Betroffenen zu ändern.

Erwarten Sie bitte keine einfachen Lösungen. Dazu ist die Sexualität zu komplex und zu individuell. Genaues Hinsehen und Nachdenken über die verschiedenen Seiten der Sexualität sind erforderlich, wenn Sie auf Ihre persönliche Situation eine angemessene Antwort finden wollen.

Was will dieses Buch?

1. Es möchte am Beispiel der besonderen sexuellen Situation um die Geburt herum die Entstehung, Erklärung und Lösung eines Konfliktes zeigen. Das ist, wie schon gesagt, kein neuer, sondern – so meine These – ein Urkonflikt zwischen Mann und Frau, bedingt durch die Andersartigkeit weiblicher und männlicher Sexualität. Es ist ein Urkonflikt, der in verschiedenen Jahrhunderten verschieden und fast immer sehr verschwiegen behandelt wurde. Der jetzt Thema wird, weil nach langer Zeit überwiegenden Schweigens wieder über Sexualität gesprochen werden darf.

2. Zum Verständnis des Problems werde ich einen möglichst breiten Überblick über das Thema geben und die Zusammenhänge zwischen seinen historischen, medizinischen, psychologischen und interkulturellen Aspekten verdeutlichen. Das einzelne Paar steckt zwar in einer ganz individuellen Situation, aber auch in einem gesellschaftlichen Reglement für Sexualität und Geburt – und diesem Regelwerk kann sich der einzelne nur bedingt entziehen. Wenn z. B. eine Gesellschaft für sich entscheidet, daß die Krankenhausgeburt die wünschenswerte Entbindungsform ist, kommt der einzelne in große Gewissenskonflikte, entscheidet er sich anders. Die sexuellen Konflikte in der Schwangerschaft und nach der Geburt sind also «hausgemacht», aber die Zutaten kommen von außen. Dieses Wissen kann die Beziehung schon etwas entlasten und die gegenseitigen Vorwürfe, die in Krisensituationen ja gern und zahlreich fallen, etwas mildern.

3. Obwohl der gesellschaftliche Einfluß auf die Sexualität beachtlich ist, sind wir nicht zur Bewegungslosigkeit verdammt; es bleibt noch genügend persönlicher Spielraum für jeden einzelnen. Deshalb ist es wichtig, an Beispielen die Entstehung des Konflikts und Lösungsmöglichkeiten aufzuzeigen.

4. Das Buch ist auch eine Auseinandersetzung mit Besonderheiten weiblicher Sexualität. Schwangerschaft, Geburt und Wochenbett bzw. die gesamte Nachgeburtsperiode, die ich – den Hebammen folgend – mindestens ebenso lang wie die Schwangerschaft einschätze, sind Teil der weiblichen Sexualität, sie sind sexuelles Erleben und können nicht straflos davon abgespalten werden. Sie müssen wie die Sexualität behandelt werden und genießen den gleichen Anspruch auf Intimität und Selbstbestimmung. Übersieht, überspielt oder lehnt man diesen Zusammenhang ab, erschwert man den Frauen einen befriedigenden Umgang mit ihrer Sexualität. Ich vertrete die These: Die gelebte Sexualität beeinflußt Schwangerschaft und Geburt. Das Geburtserlebnis wiederum beeinflußt die spätere Sexualität. Oder wie es die amerikanische Wissenschaftlerin Niles Newton 1971 in der Zeitschrift «Psychology Today» ausdrückte: «Was auf dem Entbindungstisch geschieht, steht in einer eindeutigen Beziehung zu dem, was sich später im Ehebett abspielt.»

5. Auch Männer kommen zu Wort. Was Schwangerschaft und Geburt bei ihnen sexuell auslösen, soll aus Männersicht und -mund beschrieben werden. Sie sind in der Schwangerschaft und danach in besonderer Weise «unbegleitet», sie bewegen sich an der Peripherie des Geschehens, und die normale Geburtsvorbereitung, die medizinische Schwangerschaftsvorsorge und die Geburtsvorbereitungskurse sind meistenteils auf weibliche Belange zugeschnitten. Dort gibt es wenig Platz für den männlichen Standpunkt und das männliche Befinden. Auch die verschiedenen Kursangebote wie Väterstammtische und Männergruppen nach der Geburt sind offensichtlich nicht der Stein der Weisen. Sie werden meist nur sehr zögerlich angenommen. Hier muß sich wohl in den Vätern selbst noch einiges kreativ bewegen, und sie müssen eigene (männliche) Formen der Auseinandersetzung finden.

6. Es soll die Frage beantwortet werden, wieviel und welche Lustlosigkeit normal ist und wann man von einer wirklichen, d. h. behandlungsbedürftigen, Störung der Sexualität in der Perinatalzeit sprechen kann oder muß.

7. Nicht zuletzt ist dieses Buch auch eine Auseinandersetzung mit sexuellen Normen und ihren Auswirkungen auf uns. Ich hoffe, ausreichend und überzeugend die Zeitbedingtheit und damit auch Vergänglichkeit von Normen zu zeigen und ihnen damit so etwas Macht und Einfluß zu nehmen, ihren Zangengriff zu lockern. Die Frage ist für den einzelnen zu beantworten: Sind diese Normen willkommene Leitschnur oder eine Schlinge, die die sexuelle Lebendigkeit einschnürt?

8. Welche Rolle die Sexualität in der Zeitspanne um die Geburt herum spielt, wirft immer auch ein Licht, vielleicht besser gesagt einen Schatten, auf unsere Liebesfähigkeit und Liebeskultur insgesamt. Warum wird die Liebeslust oft sehr schnell von der Liebespflicht abgelöst? Warum entwickelt sich die Lustbereicherung zum müde abgespulten, immer eintönigeren Programm, dem sich viele Männer wie Frauen unter Vorschützung vielfältigster Verpflichtungen entziehen?

In den Sexualtherapien wird deutlich: In Dingen der Liebeskunst sind wir ein Entwicklungsland.

Es gibt viel Bemühen und wenig Kunst. Wer übt schon gern immer wieder das gleiche? Oder immer wieder Neues, ohne es jemals zur Meisterschaft zu bringen? Über dem vielen Üben wird die Frustrationstoleranz immer geringer, weil die Angriffsflächen der Unzulänglichkeit unversöhnlich attackiert werden: Er soll die richtigen Griffe können, sie die erogenen Stellen kennen. Er nörgelt an ihr, sie nörgelt an ihm herum, bis beiden gründlich die Lust vergeht. Statt sich mit der gleichen Begeisterung gegenseitig zu ermuntern und zu beflügeln, mit der Kinder beim Laufenlernen unterstützt werden.

Wie wohltuend ließe sich hier mit gegenseitiger positiver Verstärkung die Durststrecke des Übens und Kennenlernens bewältigen, und der solidarische Blick auf den andern könnte einiges an Groll und Verhärtungen am Punkt Sexualität schneller aufweichen. Im Kern haben die Geschlechter große Angst voreinander, und deshalb können wir auch die «Liebe westlichen Stils…» als einen «Abwehrmechanismus, eine Rationalisierung ungebändigter und nicht zu bändigender Kräfte… zur Bewältigung unserer Urangst» bezeichnen (vgl. Paglia 1995, S. 16).

So kochen wir anscheinend in Liebesdingen lieber auf kleiner Flamme in kleinen Töpfen und essen mit kleinen Löffeln, um vom beängstigenden kosmischen Schwindel nicht unversehens verschlungen zu werden.

Wissenschaft und Sexualität

Meine Koautorin und ich haben wichtige populäre und wissenschaftliche Literatur zum Thema ausgewertet. Dabei sind unsere Vorbehalte gegenüber der Wissenschaftlichkeit statistischer Angaben und Zahlen über Sexualität nicht widerlegt worden.

Es ist eine Illusion zu glauben, die Sexualität sei «repräsentativ» oder «wissenschaftlich» zu erfassen. Der zu untersuchende Tatbestand spielt sich im Schlafzimmer ab, und wir sind seit Jahrhunderten daran gewöhnt, daß wir da anständigerweise nicht beobachtet sind oder werden. Die Erzählungen über unser Tun und Lassen unterliegen keiner Kontrolle, und so ist das Erzählte in repräsentativen Umfragen vermutlich oft eher schöne Dichtung als schnöde Wahrheit. Schließlich ahnt jeder von uns die jeweils geltenden Normen, die Höhe der sexuellen Meßlatte, wir ahnen den Wettkampf im Erfahrungsaustausch. Immer öfter, länger, besser, schneller – schließlich leben wir in einer Leistungsgesellschaft.

Um nur ein Beispiel zu nennen: Als 20 männliche und 20 weibliche Teilnehmer einer sexualtherapeutischen Ausbildungsgruppe über Häufigkeit und Zufriedenheit ihrer sexuellen Kontakte befragt wurden, gab die überwiegende Mehrzahl der Männer an, zwischen drei- bis neunmal wöchentlich zufriedenstellenden Sexualverkehr zu erleben, während die Frauen aussagten, sich im Schnitt nur einmal wöchentlich bis vierzehntäglich diesem Vergnügen hinzugeben, und das mit gemischten Gefühlen. Die Wahrheit ist wohl wie die Liebe schwer zu ergründen! Deshalb finden Sie in diesem Buch nur wenig Zahlen, sie sind zu trügerisch.

Ich halte mich an die Erfahrungen, die ich mit über 500 Frauen und Paaren in den Jahren zwischen 1988 und 1995 im «Kölner Geburtshaus» und in einem Kölner Schwangerschaftszentrum, dem «Bauchladen» gemacht habe. Günther Wagner bezieht sich auf das, was in der von ihm gegründeten Vätergruppe in der Evangelischen Familienbildungsstätte Wiesbaden Thema war und ist.

Von Vorteil erwies sich, daß wir unsere Gesprächspartner und -partnerinnen aus Beratungen, Gesprächskreisen und Geburtsvorbereitungskursen kannten und so unser Kontakt offener und weniger anonym war, als das bei einem wissenschaftlichen Interview der Fall ist.

Die deutliche Tendenz unserer Erfahrungen lautet:

In der Schwangerschaft nahm beim größeren Teil der von uns Befragten kontinuierlich die Lust auf Sexualität ab. Das führte noch nicht zu einem nennenswerten Konflikt, da die Paare in der Schwangerschaft auf das Wohlergehen des Kindes und die Bewältigung der Geburt konzentriert waren. Dies stand im Zentrum des gemeinsamen Interesses.

Nach der Geburt konnten wir vier Gruppen unterscheiden:

- Die große Gruppe von Frauen, die einen sexuellen Lustverlust spürte. Ihr Interesse war auf das Kind, sich selbst und den neu zu bewältigenden Alltag gerichtet. Sie litten unter dem lustlosen Zustand in erster Linie, weil der Partner litt, forderte und seinerseits mit einem gesteigerten sexuellen Bedürfnis reagierte. Dies führte zu einer Bedürfniskollision und zu einem starken Schuldbewußtsein bei den Frauen.
- Eine etwa gleichgroße Gruppe von Frauen, die zwar sexuelles Verlangen spürte, manchmal sogar gesteigert nach der Geburt, die aber trotzdem nur selten mit ihrem Partner schliefen. Vielfach aus Zeitgründen, Koordinierungsschwierigkeiten mit dem Partner im Alltag und Paarkonflikten; sie wichen deshalb auf Selbstbefriedigung aus. Auch diese Konstellation führte häufig zu Problemen in der Partnerschaft.
- Eine kleine Gruppe, in der das gestiegene oder reduzierte sexuelle Bedürfnis zwischen den Partnern übereinstimmte.
- Die sehr kleine Gruppe, in der die Frauen gesteigerte Lust empfanden und der Partner sich meist diskussionslos der Sexualität entzog. In dem stark verunsichernden Neufindungs- und Identifikationsprozeß nach der Geburt litten diese Frauen besonders unter der Zurückweisung des Mannes und äußerten große Selbstwertprobleme.

Diese Auflistung scheint uns auch ohne genaue Zahlenangaben eine angemessene und realistische Widerspiegelung der sexuellen Realität junger Paare in der Phase des Elternwerdens zu sein.

Einiges Grundsätzliches über Sexualität

Bevor ich mich dem Konkreten zuwende, folgen Sie mir bitte bei einigen grundsätzlichen Gedankengängen über Sexualität, denn sie ist das Ganze. Schwangerschaft, Geburt und Nachgeburtsperiode sind nur ein Kontext von vielen, in denen Sexualität sich entfaltet und stattfindet (oder auch nicht).

Wenn Sie also weniger philosophisch als praktisch vorgehen wollen, überschlagen Sie die folgenden Seiten und beginnen Sie mit dem nächsten Kapitel.

Exkurs 1: «... die Liebe ist ein seltsames Spiel»

Sexualität ist eine natürliche Sache. Warum also die vielen Worte? Über Essen und Trinken klagen und jammern wir ja auch nicht soviel oder ergehen uns in so vielen lockeren Sprüchen. Woher also das intensive Kopfzerbrechen?

In der Sexualität vermischen sich drei Momente, und das macht sie so komplex, manchmal so undurchschaubar und unverständlich. Sie ist höchst archaisch, sie ist höchst individuell, und sie ist in hohem Maße historisch geprägt. Deshalb ist Zurückhaltung gegenüber schnellen Ratschlägen angebracht, wenn man wirklich verstehen will, was in einem Paar vor sich geht.

Archaisch heißt, in der Beziehung zum Partner wirken immer gleichzeitig Anziehung und Angst vor seiner Andersartigkeit. Es bleiben ein unerklärlicher Reiz und eine Faszination. Dieser Zauber macht angst. Wir haben die Wahl, uns ihm hinzugeben oder zu verweigern.

Individuell heißt, beide Partner bringen ihre sexuellen Vorstellungen, Wünsche und Ängste, ihre sexuelle Biographie, ihre gesamte sexuelle Erziehung und Erfahrung mit. Diese Mitgift wirkt, ist aber in vielen Teilen ganz unbewußt und somit im Gespräch nicht gleich präsent und verfügbar. Deshalb reagieren wir oft ganz verzweifelt und emotional im Kontakt mit unserem Partner oder unserer Partnerin, weil uns die Triebkräfte in uns verborgen sind.

Historisch heißt, was wir sexuell leben können, leben wir jetzt, in einer bestimmten Zeit mit einer bestimmten Haltung zur Sexualität. Diese Haltung war im Mittelalter anders als heute und wird im 21. Jahrhundert wieder anders sein. Dieser allgemeinen Einstellung kann man sich nur schwer entziehen, falls man es überhaupt will. Ist, wie in einigen Teilen der USA, z. B. Oralverkehr gesetzlich verboten, dann wirkt das natürlich auf den einzelnen, selbst wenn er sich über das Verbot hinwegsetzt. Dann tut er eben etwas Verbotenes, und das wird mit anderen Gefühlen verbunden und empfunden als etwas Erlaubtes.

Jedes Paar steht also vor der Aufgabe, in seiner Sexualität eine Synthese dieser drei Wirkkräfte zu bilden und seine individuelle Form zu finden, seiner Liebe und Sexualität Ausdruck zu verleihen. Aus diesen drei Quellen muß es eine ureigene Antwort auf seine persönliche Situation finden.

Exkurs 2 : Lieben und lieben lassen

Es fällt in den Beratungen auf, daß besonders Frauen in der Zeit nach der Geburt oft grundsätzlich neu über Sexualität nachdenken und deren Stellenwert anders definieren wollen. In diesem Prozeß ist uns deutlich geworden, daß – so aufgeklärt unsere Zeit erscheinen mag – auch heute noch die überwiegende Zahl der Frauen über ihre Sexualität nicht selbstbewußt, frei und sicher verfügt.

Ein Blick in die Geschichte der Sexualität gibt uns eine Antwort auf die in den Beratungen spürbare Unsicherheit. Sexualität «haben» zu dürfen ist ja ein relativ neuer Anspruch, der Frauen zugestanden wird. Lange Zeit galt die Frau als Eigentum des Mannes mit allen dazugehörigen Besitz- und Nutzungsrechten, nach deren Bedürfnissen nicht gefragt werden mußte. Durch viele Jahrhunderte hindurch zählte allein der Wille des Besitzers: «Wer, wie der Ehemann auf den Beischlaf ein vollkommenes Recht hat, macht sich durch Erzwingung desselben keiner Notzucht schuldig», erklärte noch Anfang des 19. Jahrhunderts Anselm Ritter von Feuerbach. Die Frau hatte stillzuhalten und zur Verfügung zu stehen. In der Literatur finden wir viele Zeugnisse dieser männlichen Geisteshaltung: «Frau, Leibeigene, so halt doch stille, verfluchtes Weib! Mir gehörst du, mir gehört dein Leib!» dichtete Richard Dehmel, hundert Jahre später.

Ruhig, reglos und benutzbar, das war das sexuelle Ideal. So hatte die achtbare und ehrenhafte Frau zu sein.

Noch gegen Ende des letzten Jahrhunderts galt es als «abscheuliche Verleumdung», einer anständigen Frau sexuelle Gefühle zu unterstellen. Körperliches Vergnügen mit einem Mann zu erleben galt als «lasziv» und diskriminierte und entwertete eine Frau. Mit dem Satz: «Eine Ehefrau hat keine Erregung nötig» beruhigte man frischgebackene Ehemänner im England der Jahrhundertwende (vgl. Kitzinger, 1986, S. 19 f.).

Ein Doktor Löwenfeld, seines Zeichens «Specialarzt für Nervenkrankheiten», zitiert in seinem «Lehrbuch über Sexualleben und Nervenleiden» von 1903, daß «die natürliche Neigung zur physischen Liebe beim Weibe im Allgemeinen gering» (S. 11) sei, der Wunsch, nur ideell zu lieben, dagegen viel größer. Der Mehrzahl «der deutschen Hausfrauen» wird im gleichen Werk «sexuelle Frostigkeit» – der Vorläufer der späteren Frigidität – attestiert. Gott sei Dank, denn: «ererbte Anlage, Erziehung, höherer Stand der Intelligenz senkt das Durchschnittsniveau der Libido» (ebd., S. 12). Die «Frostigkeit», die Lustlosigkeit war also Beweis für Anstand, Sittlichkeit und Intelligenz, Frigidität gewissermaßen das intellektuelle Gütesiegel der idealen Frau.

Selbst intelligente Psychoanalytikerinnen im ersten Drittel dieses Jahrhunderts waren noch in den Fesseln dieses Entweder-Oder gefangen. Wer wissenschaftlich anerkannt sein wollte, hatte sich als lustlos auszuweisen, zumindest die weibliche Lustlosigkeit in der analytischen Theorie zu propagieren. In einer heftigen Kontroverse in den zwanziger und dreißiger Jahren über weibliche Sexualität wurden Statements von einem Teil der Psychoanalytikerinnen geboren, die uns heute erstaunen (vgl. Gambaroff 1984, S. 32):

– «Die Frau kennt keine sexuelle Aktivität. Sie liebt nicht, sie läßt sich lieben.» (Jean Lampl de Groot)
– «Der Orgasmus ist männlich. Die ‹weibliche› Frau kennt keinen orgastischen Höhepunkt.» (Helene Deutsch)
– «Die Frau verfügt über quantitativ weniger Libido (= angeborener Sexualtrieb) als der Mann.» (Marie Bonaparte)

Diese Frauen traten ihren eigenen Intelligenzbeweis durch den Verzicht auf weibliche Sexualität in ihren Theorien an. Bei Frauen sind Geist und Lust nicht vereinbar, das war das Motto, das lange wirkte. Lieber kühl und intelligent, als leidenschaftlich und möglicherweise dumm.

Männer hatten es da besser, sie mußten nie zwischen Intelligenz und Lust wählen und ihre Klugheit durch Lustverzicht unter Beweis stellen. Auch sie bewegten sich in einem engen sexuellen Korsett, aber ihnen wurde wenigstens gesellschaftlich das Recht auf sexuelle Betätigung zugestanden. Insofern hatten sie jedenfalls mehr Übung. Wenn das Gegenüber asexuell sein mußte, konnte das Ergebnis allerdings nur Masturbation an der Partnerin sein, ein zweifelhaftes Vergnügen für beide.

Die Männer haben dieses sexuelle Desinteresse der Frauen ihnen gegenüber natürlich gespürt und waren mit diesem Ergebnis jahrhundertelanger weiblicher Sexualunterdrückung zunehmend unglücklich. Aber sie versuchten nicht, die Frauen umzustimmen, indem sie ihnen mehr Lust, Spaß und Wonne be-

reiteten, sondern sie appellierten an das weibliche Pflichtbe-
wußtsein und die Opferbereitschaft – in einem unmißverständ-
lichen Befehlston, in dem noch deutlich der verlorengegangene
Besitzstand mitschwingt. Ihr Sprachrohr war, unter anderem,
der Bundesgerichtshof im Jahre 1966(!):

«Die Frau genügt ihren ehelichen Pflichten nicht schon damit, daß sie die Beiwohnung teilnahmslos geschehen läßt. Wenn
es ihr infolge ihrer Veranlagung oder aus anderen Gründen, zu
denen die Unwissenheit der Eheleute gehören kann, versagt
bleibt, im ehelichen Verkehr Befriedigung zu finden, so fordert
die Ehe von ihr doch eine Gewährung in ehelicher Zuneigung
und Opferbereitschaft und verbietet es, Gleichgültigkeit oder
Widerwillen zur Schau zu tragen» (*Stern* 19/1995).

Es ging also mitnichten um die Förderung weiblicher Lust,
sondern um die Vertuschung der Unlust, die sich beide bereite-
ten. Die Frauen waren aufgerufen, den Schein zu wahren und
eine opferbereite Miene zu lustlosem Spiel zu machen.

Dann endlich – wenn auch langsam – begannen die Frauen,
sich an ihre Sexualität heranzutasten. Unterstützt von der amerikanischen Sexualwissenschaft der 50er und 60er Jahre sowie
der Studenten- und Frauenbewegung der 70er und 80er Jahre
gelangen ihnen viele Schritte hin zur Freisetzung weiblicher Sexualität.

Trotzdem wird in der Sexualberatung klar, daß die se-
xualfeindliche Vergangenheit den Frauen noch wirksamer im
Nacken sitzt, als ihnen lieb ist. Deshalb sollten wir uns sexuelle
«Störungen» als historisches Vermächtnis zugestehen. Allerdings mit dem Willen zur Veränderung.

Denn Sexualität *ist* Macht, Wissen *ist* Macht. Die Frau, die
beides integriert, ist sehr mächtig. Sie macht angst, und geradezu automatisch steigt die Vision der archetypischen Ur- und
Übermutter bei Männern auf. Nehmen wir noch die Fähigkeit
zum Gebären hinzu, so haben wir in dem Triumvirat von Geist –

Sexualität – Geburt einen Ausdruck so gewaltiger, vitaler und kreativer Kräfte, daß einem auch gewaltig angst werden kann.

Teile und herrsche! Das ist die Rettung! Maßvolle Intelligenz für Frauen: ja; Sexualität: lieber nein; Geburt: ja, allerdings kontrolliert, wenn nötig mit einem umfangreichen medizinischen Beruhigungsarsenal. Denn, wie gesagt, extreme weibliche Gefühlslagen und -äußerungen sind nicht jedermanns und auch nicht jedes Arztes Sache.

Ist die Frau dergestalt aufgespalten in sich, durch Ausschaltung oder wenigstens Verunsicherung ihrer Sexualität inaktiv, also zum Sexualobjekt gemacht, dann ist sie im doppelten Sinne entschärft. Sie ist erstarrte Natur, noch schön zwar, wie auch ein (ruhender?) erloschener Vulkan noch ein Vulkan und ein erhebender Anblick ist, aber er produziert kein ängstliches Beben mehr in uns. Man kann ihn besteigen – endlich ohne Lebensgefahr.

Exkurs 3 : Getrennt fühlen – gemeinsam handeln?

«Was für ein Abgrund trennt die Geschlechter! Hören wir auf, so zu tun, als sei die Sexualität für alle das gleiche und stellen wir uns der Tatsache der ungeheuren geschlechtlichen Dualität», schrieb Camille Paglia in ihrem jüngst erschienenen Buch «Die Masken der Sexualität» (1995, S. 43) und traf damit den Nerv der Zeit. Denn obwohl Frauen und Männer jetzt schon so viel voneinander wissen, soviel erforscht und diskutiert ist, bleibt die Angst im Bereich der sexuellen Erfahrung so groß wie eh und je. Es wird auf Schritt und Tritt, mit jedem Atemzug, mit jedem Wort deutlich, Mann und Frau sind anders. Diese Tatsache stellt ständig die Beziehungsfrage und stellt ständig die Beziehung in Frage. Wir brauchen einen langen Atem und endlos viel Geduld.

Jeder Kontakt differenziert, trennt und macht angst und reizt uns aufs neue. Das ist das ständige Ja und Nein in der Liebe, das im besten Fall, wenn man bereit ist, sich der Polarität hinzugeben, zum Orgasmus führt.

Nach der Geburt sind die Erlebnis- und Erfahrungsbereiche noch getrennter und unterschiedlicher und ist die Gefahr noch größer, daß sich die jungen Eltern aus den Augen und aus dem Gefühl verlieren. Beide müssen sich willentlich immer wieder neu zusammenschließen, und dieser Wille wird oftmals von der Fülle der neuen Verantwortungen, Belastungen, Aufgaben, Unklarheiten, Unsicherheiten schier erdrückt.

Die Frau ist mit der Mutterschaft in ein Mutterreich eingetaucht, aus dem der Mann vom Gefühl her ausgeschlossen ist. Sie braucht Zeit, um ihre neue Rolle zu erkunden, ein Dunstbereich aus Instinkt und Gefühl nimmt sie auf, in dem der normale Mann nichts mehr sieht. Er bleibt außen vor. Sie fällt aus der Welt des Pragmatismus, der Effektivität, der Zielgerichtetheit, des Rationalen heraus. Auch sie sieht zeitweilig seine Welt nicht mehr. Ihre Sicht auf ihn ist versperrt. Sie leben in getrennten Welten.

Sie erlebt eine weitgehende Einheit mit dem Gefühlswesen Säugling, der seinen Körperempfindungen, -äußerungen und -funktionen genauso willenlos, aber nicht unwillig, ausgesetzt ist wie seine Mutter. Der Mutter läuft es aus der Brust, dem Baby aus dem Unterleib. Beide leben unbeherrscht, nur der Mann muß sich beherrschen, im besonderen Maße jetzt mit der Verantwortung für eine Familie auf den Schultern. Das schafft Spannung in der Paardynamik.

Bei ihm wird eine alte Erfahrung meist unbewußt neu belebt: Von der Mutter ausgeschlossen zu werden, manchmal freiwillig, meistens zwangsabgenabelt.

Die Frau symbolisiert nach der Geburt auch die Urmutter, die schöpferische Potenz, der Mann ist vom Geschehen abgespalten, der kleinere Teil der Einheit. Das ist für Männer nicht einfach zu bewältigen, und die statistisch nachweisbaren männlichen Karrieresprünge, finanziellen Höhergruppierungen, die Fertigstellung von Diplomarbeiten, das Erschaffen von Kunstwerken, die beruflichen Neuanfänge im Anschluß an Schwangerschaft und Geburt der Gattin sind sicher auch ein Hinweis auf unbewußte kreative männliche Verarbeitungen der Dokumentation der weiblichen Potenz durch die Geburt. Sie stellen den notwendigen Versuch dar, die Waage in der neuen Dreiheit wiederherzustellen, das Übergewicht von Mutter und Kind zu relativieren.

Schwangerschaft, Geburt und Sexualität sind der spannende Bereich, wo sich Mann und Frau nähern und wo sie gleichzeitig schmerzlich und hilflos ihre Unterschiedlichkeit spüren, deshalb die vielen Klagen. Nach der Geburt muß wieder einmal neu entschieden werden: Macht nun jeder seins, oder hat jeder die Lust und den Mut, sich und den anderen noch einmal neu kennenzulernen?

Wo so viel neu ist (so viel Unwägbares passiert), kommt schnell Angst auf. Vor der Frau, dem Mann, der Sexualität überhaupt. Angst und Anziehung müssen nach der Geburt erst einmal wieder in eine lebbare Form gebracht werden.

Das getrennte Erleben macht leider vor der Sexualität nicht halt. Auch da erleben beide anders. Meist plädiert der Mann für die Wiederaufnahme der gemeinsamen Sexualität, während die Mutter ja schon sexuell tätig ist und sich oft ausgelastet fühlt.

Vielleicht ist der Gedankengang noch neu, fremd: Schwangerschaft, Geburt und Wochenbett sind Teil der weiblichen Sexualität. Die Frau *ist* sexuell – getrennt vom Mann. Sie betätigt und bestätigt sich sexuell, vorgeschrieben und unterworfen von der Natur – ohne ihren erwachsenen Partner. Er gehört in diesen Teil weiblicher Sexualität nicht wirklich hinein, er kann ihr nur zuschauen – und vielleicht verstehen und nachfühlen. Viele Männer, das wird in den Beratungen klar, fühlen sich in dieser Situation sehr bedroht.

Es beschleicht sie das Gefühl, verdrängt worden zu sein und vielleicht keinen Platz mehr zu finden. Das ist eine objektive, von der Natur gegebene Situation: Frauen sind im Höchstmaß, oft bis zur Übersättigung, in der Zeit des Kinderkriegens sexuell beschäftigt, Männer nicht. Da sitzen wir in einer Falle der Natur, über die wir klagen, der wir aber nicht entfliehen können. Wir verdrängen diesen Gedanken gern zugunsten der Illusion, wir hätten uns auch in diesem Bereich die Natur untertan gemacht. Aber die Natur von Geburt und Sexualität ist stark, oft gegen unseren Willen. Archetypische Verhaltensweisen setzen sich durch: Die Frau hat sich nach der Geburt niedergelassen, die Höhenflüge werden seltener, die Anziehungskraft der Erde größer. Der Mann ist weiterhin der Sucher, der Dränger, der Abenteurer – vielleicht kurzfristig domestiziert als Hausmann, aber nicht prinzipiell geändert.

Das ist die Basis, die wir akzeptieren müssen und von der aus die Kompromisse und Lösungen für heute zu suchen sind.

Exkurs 4: Sexualität in Umbruchsituationen oder Wenn es der Streß mit der Sexualität treibt

Wenn sich Streß und Sexualität als Paar finden, gerät das meist zur heiklen Angelegenheit. Streß gilt im allgemeinen als cholerischer Charakter, Sexualität eher als Sensibelchen. Auch sie hat zwar ihre gewaltigen und machtvollen Seiten, nur im Kontakt mit Streß zieht sie meist den kürzeren. Nun ist er nicht durchgängig ein Miesepeter, wir wollen ihm nicht unrecht tun: Manchmal, besonders im Urlaub, ist er gut gelaunt und sprüht vor grandiosen Ideen, daß es eine Lust ist, und dann kann sich auch Sexualität entfalten. Sie gelten dann als schönes Paar, der positive Streß und die Sexualität. Aber das ist selten, zu selten.

Meist zieht der starke Streß egozentrisch alle Aufmerksamkeit auf sich und lähmt seine Partnerin, die, nicht untätig, dafür im Untergrund brodelt und auf Rache sinnt. Offiziell herrscht dann allerdings Unlust im Bett.

Was haben die beiden nun mit unserem Thema und mit Menschenpaaren zu tun? Trotz aller Andersartigkeiten gibt es auch manchmal einen gewissen Gleichklang zwischen Mann und Frau: Alltagsbelastungen und negativer Streß vermindern nämlich das sexuelle Lustgefühl, bei Männern und bei Frauen. Wie man unter großer Anspannung Migräne, Neurodermitis und Gastritis und vieles mehr bekommen kann, kann der gleiche körperliche Mechanismus auch zu Sexualstörungen führen. Das ist so banal wie überraschend, weil es nicht unserem Bild der allzeit gut geölten Sexmaschine entspricht.

Sex läuft über die Sinne, und die sind bei Streß weitgehend abgeschaltet: Essen, Schlafen, Arbeiten sind die Notwendigkeiten, und unsere Überlebenstechnik schaltet aus, was die Grundfunktionen beeinträchtigen könnte. Streß aktiviert über das sympathische Nervensystem sämtliche Flucht- und Kampfimpulse in uns. Die Nebennieren produzieren sofort Streßhormone. Dadurch geht unser Atem schneller, die Blutgefäße verengen sich, Zucker- und Fettvorräte werden aufgebraucht, Muskeln und Gehirn besonders gut mit Blut versorgt. Dagegen reduziert der Körper die Verdauung und die Tätigkeit der Fortpflanzungsorgane. Stellen Sie sich ein Zebra vor, das von einem Löwen verfolgt wird. Es wird jetzt keinen Gedanken an eine Paarung verschwenden (*Focus*, 42/1995, S. 200).

Sexuelle Reize stimulieren eigentlich das limbische System, das Gefühlszentrum des Gehirns, das daraufhin die Keimdrüsen veranlaßt, die notwendigen Geschlechtshormone auszuschütten. Streß wiederum blockiert über den Hypothalamus die Produktion von Sexualhormonen. Es entsteht ein komplizierter Widerstreit im Körper, der bei genügender negativer Belastung zuungunsten der Lust entschieden wird.

An dieser Stelle lassen wir dann lieber per Computer oder mit Pornoheften lieben. Das spart Energie und erfordert weniger Anstrengung und Eingehen auf den Partner. Es fehlt der Elan, den Partner als sexuelles Wesen zu sehen, attraktiv zu finden, sich auf ihn einzulassen wie am Anfang der Liebe und Lust zu entwickeln. Besonders nach der Geburt.

Erotische Phantasien und Begehren, die Lust auf Verführung brauchen Zeit und besondere Situationen, um sich zu entwickeln. Das Gespür für Lust geht ganz natürlich verloren in Zeiten von Streß- und Umbruchsituationen. Auch diese Feststellung soll Sie erst einmal entlasten.

Sexualität vor und nach der Geburt oder Die Entdeckung der Lustlosigkeit

Das Verhältnis zwischen Mann und Frau ist wirklich nicht einfach. Trotzdem gelingt es erstaunlich vielen Paaren, im Stadium der Zweisamkeit einen Zustand herzustellen, der punktuell paradiesisch, meist immerhin als zufriedenstellend erlebt wird. Hat das Paar dann nach einigen Mühen, Diskussionen und mit dem Kompaß der Liebe oder Verliebtheit im weiblich-männlichen Gefühlsdschungel einen Modus vivendi gefunden mit einer ähnlichen Sprache, gemeinsamen Gesetzen, Grenzen, Ritualen, Zielen und auch seinen speziellen Umgang mit Sexualität, dann erntet das Paar die Früchte seiner Anstrengungen oft in Form eines Kindes: Die Freude ist groß, doch das harmonische Kräfteverhältnis mit all seinen gerade so gut funktionierenden Absprachen, Arrangements und Vereinbarungen ist ab dem Zeugungsdatum stark gefährdet. Neue (Beziehungs-)Arbeit wartet.

Die notwendigen neuen Arrangements können nun nicht mehr in Ruhe zu Hause, am Tresen einer Kneipe oder entspannt am Strand entwickelt werden, sondern unter der strengen zeitlichen und örtlichen Zensur des neuen Dritten, der niedlich, doch eben auch diktatorisch ist. Das verleiht den neuen Absprachen und Regelungen einen Hauch Flüchtigkeit und Unüberlegtheit, der Stil, in dem sie getroffen werden, ist gewöhnlich hektisch und gereizt.

Und so hinken die neuen Kompromisse oft eine Weile, sind unbefriedigend, die eine oder andere Seite fühlt sich benachteiligt. Die Situation ist gespannt.

Jetzt wäre es schön, wenn sich unser Paar gemeinsam in Ruhe

zurück- und auf sich selbst beziehen und die Liebe und die Sexualität als Ort der Erholung, Entspannung und Zweisamkeit erleben könnte, als Ruhepunkt und Tankstelle für gemeinsame Freude, Lebenslust und neue Energie für das Leben zu dritt.

Jetzt wäre es wirklich angenehm, wenn sich unser Paar etwas gönnte und sich die gelegentlich sauren Anteile der Elternschaft zum Beispiel durch Sexualität versüßte. Das wird ihm auch von vielen Ratgebern als Allheilmittel angeraten. Aber statt Romantik und Poesie meldet sich die nüchterne Realität. «Alles Illusion», sagen da Frauen, Männer und Statistiken neueren Datums: Die Tankstelle ist zumindest vorübergehend geschlossen, das Paradies von früher verwehrt.

Es ist verblüffend, wie wenig offensichtlich über die Sexualität als eines der wichtigsten Bindemittel zwischen Mann und Frau in der Zeit des Elternwerdens verfügt werden kann und wie wenig sie gelebt wird. Das widerspricht den Erwartungen der Partner und auch dem Stellenwert, den unsere Gesellschaft der Sexualität zumißt, es entspricht jedoch sehr den Illusionen, die über eine allzeit bereite Sexualität verbreitet sind.

Aber in der Realität war und ist es immer einfacher, sich den Illusionen als dem Partner oder der Partnerin hinzugeben.

Ich habe in meinen Gesprächen erfahren, daß es eine große Variationsbreite sexuellen Verhaltens in der Schwangerschaft und nach der Geburt gibt. Alles ist möglich, alles kommt vor: alle denkbaren Schattierungen, Färbungen, Existenzen und Nichtexistenzen der Sexualität. Die gelebte Realität kennt, so mein Eindruck, keine Normen. Wohl aber die gesamtgesellschaftliche Vorstellungskraft, die fordert, die Sexualität solle so reibungslos wie möglich, so schnell wie nötig die Umbruchzeit von Schwangerschaft und Nachgeburtsperiode überstehen. Das setzt die meisten Paare unter erheblichen Druck.

Jedes Paar entwickelt seinen individuellen Umgang miteinander und mit der Situation, trotzdem lassen sich einige grundsätzliche Gemeinsamkeiten erkennen. Doch bevor ich hier die Ursachen ermittele, möchte ich mich erst einmal den Betroffenen selbst zuwenden.

Fünf Variationen auf ein Thema

Szenen einer Ehe: 1. Blick zurück ohne Zorn. Sexualität im Wandel

Vor 15 Jahren bekamen Charlotte und Paul, damals 20 und 22 Jahre alt, ihr erstes Kind. Die sechsmonatige Erziehungszeit war im «Jahr des Kindes» 1979 aus der Taufe gehoben, von Regierungskreisen ansprechend als «Urlaub» deklariert und mit verlockenden 750 DM dotiert worden. Trotz ihrer Jugend konnten Paul und Charlotte also familienpolitisch gesehen entspannt dem Abenteuer Elternschaft entgegengehen. Auch sonst tat sich einiges, besonders auf dem Sektor Geburtshilfe: Die ersten Väter tauchten in Geburtsvorbereitungskursen auf und wurden in die Technik der Wehenbeatmung und in emotionale Erste-Hilfe-Leistungen für die Gebärende eingeweiht.

Die preußisch-streng reglementierte Lamaze-Atmung nahm schon wieder ihren Abschied von den Kreißsälen, und die geburtshilflichen Ideen Frederic Leboyers, die von den Bedürfnissen des Kindes und der Mutter ausgingen, hielten auch in deutschen Krankenhäusern Einzug.

Es gab kleine freidenkerische Gemeinden junger werdender Eltern, die sich mit der Unterstützung unkonventioneller Hebammen und einiger weniger Ärzte einen individuellen Spielraum zwischen Hausgeburt und ambulanter Praxis- bzw. Klinikgeburt fürs Kinderkriegen schufen, argwöhnisch beobachtet von der übrigen ärztlichen Außenwelt. Zu diesem kleinen fortschrittlichen

Grüppchen zählten sich auch Charlotte und Paul. Die Schwangerschaft war eine völlig neue Erfahrung für die beiden, und besonders Charlotte war damit in vieler Hinsicht beschäftigt. Sie veränderte sich körperlich und seelisch, was Paul teils mit Freude, teils mit Beklommenheit wahrnahm, schwante ihm doch schon, daß das Ausmaß einiger Folgen des Zeugungsaktes noch im ungewissen lag. Charlotte fühlte sich in Turbulenzen hineingeworfen, die sie sehr genoß, die aber auch all ihre Aufmerksamkeit beanspruchten.

Zuerst war da einmal die große Freude und Erleichterung über die endlich gelungene Zeugung des Wunschkindes, eine mit dem werdenden Vater geteilte Freude. Etwas gedämpfter war seine Freude über Charlottes Maßnahmen zur Umgestaltung ihrer Zweierbeziehung in eine Dreierbeziehung, indem kurzfristige Äußerungen, grundsätzliche Meinungen und zukunftsweisende Prognosen ihres behandelnden Gynäkologen einen zunehmend breiteren Raum mit evangeliumsartigem Charakter in ihren Gesprächen einnahmen. Undeutlich spürte Paul einen gewissen Gesichts- und ideologischen Gewichtsverlust, was ihn verunsicherte.

Aufgrund einer vorangegangenen Fehlgeburt entschied sich Charlotte gemeinsam mit dem Gynäkologen aus Sicherheitsgründen für eine dreimonatige Sexualpause. Das verdarb Paul gänzlich die Freude, obwohl er den Wert der Maßnahme zum Erhalt der Schwangerschaft völlig einsah.

Einen Großteil ihrer Kraft investierte Charlotte nun in den Kampf mit ihrem Arbeitgeber, um ihm seine Vorstellungen von der Unvereinbarkeit von Kind und Beruf auszutreiben. Sie führte den Kampf erfolgreich, aber kräftezehrend. Als notwendige Energiesparmaßnahme stellte sie die Sexualität auch im zweiten Trimester ihrer Schwangerschaft zurück – Pauls Verständnis kippte in Richtung Groll –, und im dritten Trimester hatte sie einfach keine Lust mehr. Hier überkam Paul Resignation, aber die Freude auf sein Kind stabilisierte ihn – und die Aussicht auf bessere Zeiten.

Dabei waren die beiden weder asexuell, noch war ihre Liebe beendet. Sie masturbierten beide – getrennt, um ihr chronisches gemeinsames Sexualdefizit auszugleichen –, und ihre Liebe bewies sich in anderen Bereichen: Gemeinschaftlich gestalteten sie die Wohnung kindgerecht um, sponnen gemeinsam aus, daß es jetzt schön wäre, ein Wochenendhäuschen fürs Kind in guter Luft zu besitzen, erwogen kurzfristig, ganz aufs Land zu ziehen, diskutierten ihre finanziellen und beruflichen Möglichkeiten und legten so gedanklich und praktisch die Weichen für das, was sie sich unter Familienleben vorstellten. Beide empfanden das als durchaus befriedigende Zeit, in der sich nur die Erotik verflüchtigte. Einige Male führte das zu scharf geführten Diskussionen. Paul attackierte Charlottes völlig übertriebenes Aufgehen in der zukünftigen Mutterrolle, sie entlarvte seine dumpfe Fixierung auf sexuelle Schlüsselreize, wenn sein verunsicherter Blick ihre Brüste streifte. Danach fühlten sich beide immer erschöpft und unglücklich, zwei Königskinder, die zueinander nicht mehr kommen konnten, weil sich ein breites Wasser zwischen ihren beiden Lebensbereichen aufgetan hatte, von dem sie nicht wußten, wie tief und gefährlich es eigentlich war. Manchmal gelang sogar noch eine körperliche Vereinigung, halb zog er sie, halb sank sie hin. Meist war dabei zwar Charlottes Fleisch schwach, ihr Geist jedoch recht unwillig. Das trübte die Freude.

Dann kam er – der Sohn – und schuf mit seinem Erscheinen neue Freuden und Gemeinsamkeiten. Die Hausgeburt hatten alle drei bestens überstanden. Paul und Charlotte waren wirklich glücklich. Das Abenteuer Elternschaft hatte gut angefangen, sie waren ein gutes Team bei der Bewältigung der neuen Aufgaben.

Nur Charlotte hatte weiterhin keine Lust und Paul nach fünf Monaten eine kleine sexuelle Affäre. Das setzte kurzfristig bei Charlotte ebenfalls sexuelle Energie in Richtung Ehemann frei, aber mehr zum Zwecke der Besitzstandswahrung als aus wirklicher eigener Fleischeslust. Danach begannen sich beide ernsthaft Gedanken über ihre Liebe zu machen.

Der Blick zurück zeigt: Es gab damals keine Frauen-, Männer-, Elterngruppen, Rückbildungsgymnastiken, Babymassagekurse, Zeitungsartikel oder gar Bücher, wo man sich im Vergleich mit anderen hätte relativieren können. Paul und Charlotte fühlten sich wirklich allein mit ihrem Problem.

Sie entwickelten – meist in gereizter Stimmung – alle möglichen Erklärungsansätze, bei denen sich Charlotte stets auf der Verliererseite wiederfand: Er hat es – sie hat es nicht, er ist potent – sie ist frigide. Ihre Gesprächsbereitschaft schrumpfte schnell auf ein Minimum. Die Fronten verhärteten sich, und die sexuelle Selbstüberprüfung und notwendige Triebabfuhr fanden wieder beim getrennten Masturbieren statt.

Sie fühlten beide schmerzlich die Kluft zwischen ihrem liebevollen Zusammengehörigkeitsgefühl und Charlottes fehlendem Begehren. In anderen historischen Zeiten wäre das vielleicht noch eine ausreichende Grundlage für ein gutes eheliches und dauerhaftes familiäres Arrangement gewesen, doch völlig unzureichend in der sexuell aufgeheizten Atmosphäre der beginnenden 8oer Jahre: die Beziehung – ein Dauerorgasmus. Diese Devise stand in zu auffälligem Kontrast zum Leben unserer beiden jungen Eltern. Die Unzufriedenheit, nicht die Leidenschaft, bohrte sich wie ein Stachel in das Fleisch der beiden: Paul – weil er nicht bekam, was offensichtlich alle bekamen, Charlotte – weil sie ebenfalls nicht bekam, was alle hatten.

Ihre übereinstimmenden Vorstellungen von einem harmonischen, wohlproportionierten Familienleben und ihre gegenseitige Zuneigung zueinander brachten trotz ihrer immer mehr abnehmenden sexuellen Kontaktfreudigkeit noch ein weiteres Kind der Liebe hervor. Es wurde freudig begrüßt und komplettierte das Familienleben erst einmal in zufriedenstellender Weise, stellte aber die gemeinsame Sexualität nun völlig ins Abseits.

Der Rest der Geschichte ist schnell erzählt. Nach zwei Jahren kam der Mann ihrer sexuellen Träume und brachte Charlotte sexuell und lebensgeschichtlich ins Taumeln. Sie trennte sich schmerzlich von Paul und heiratete nach längerer gegenseitiger Prüfung den Traummann. Ein unkomplizierter Orgasmus ist nämlich nicht im entferntesten ein Garant für einen komplikationslosen Alltag, mußte Charlotte feststellen – deshalb die lange Prüfungszeit. Mittlerweile haben Charlotte und Klaus, der Neue, ein gemeinsames Kind, das erste gemeinsame, doch für jeden das dritte. Charlotte hatte diesmal in der Schwangerschaft und nach der Geburt die Lust nicht verlassen, wohl aber sporadisch Klaus. Woran das lag, läßt sich nur ahnen, Klaus schweigt beim Versuch von psychologischen Tiefgründeleien. Aber die Vermutung liegt nahe, daß auch der überwältigendste sexuelle Rausch an den Klippen des Berufkinderfamilienalltags zerschellen kann.

Charlotte verläßt nach immer wiederkehrenden orgiastischen Mord- und Trennungsgelüsten – ihr Ersatzgebiet für den Bereich Sichvergessen und Denkopfverlieren – die Hoffnung auf ein Wiederanknüpfen an erlebtes Entzücken jedoch nicht.

Resümee

Merkwürdiges widerfährt der Sexualität in der emotionalen Grenzsituation Schwangerschaft und Nachgeburtszeit. Wie in einem Brennglas bündelt sich in dieser Phase der Zündstoff, den sie bietet, und offenbart sich der Zweck, den sie erfüllt, und ihr Stellenwert für Frau, Mann und Paarbeziehung.

Genaues Hinsehen offenbart Grundsätzliches: Schauen wir uns noch einmal die Geschichte von Charlotte, Paul und Klaus an:

Für Charlotte war die Sexualität in der Beziehung zu Paul zweitrangig. Charlotte liebte ihren Mann, aber nicht sexuell. Ihr Verhalten in der Schwangerschaft und nach der Geburt, die Sexualität in der Hierarchie der Wichtigkeiten sehr weit hinten anzusiedeln, spiegelt die sexuelle Gesamtsituation von Charlotte und Paul wider: Der Mann hat Lust, die Frau nicht (auf gemeinsame Sexualität. Auf Sexualität schon, sie masturbiert extensiv). Sie sucht Nähe und Gemeinsamkeit in anderen Bereichen: Austausch in einem ähnlichen Beruf, Freunde, politische Übereinstimmung und Lebensstil.

Sie sind gute Lebenspartner, die sich Sicherheit im Alltag geben, aber kein leidenschaftliches Liebespaar. Vor der Geburt nicht und nachher auch nicht. Woher sollte auch diese plötzliche Wandlung kommen?

Über die Stellung der Sexualität in Pauls Biographie läßt sich nicht soviel sagen. Er als der Abgewiesene, Knappgehaltene, spürt aufgrund der Versagung natürlich seine Lust überdeutlich quälend, denn was verboten ist, ist besonders anziehend. Wie er sich verhalten würde, wenn ihm Charlotte das Begehrte gewähren, ja ihm vielleicht sogar sehr aktiv antragen würde, wissen wir nicht.

Die nicht gelebte gemeinsame Sexualität macht ein Paar zumindest in diesem Lebensalter anfällig für Gefährdungen von außen. Die alten Griechen wußten, warum sie ihre Ehefrauen hermetisch im Hause einriegelten, sie hielten sich damit viele störende Komplikationen fern. Charlotte – als Frau der Neuzeit – konnte sich in und am Rande der Männerwelt schon weitgehend frei bewegen, und so war es nur eine Frage der Zeit, wann sie einen Mann treffen würde, mit dem sie ihre erotischen Bedürfnisse befriedigen konnte.

Hätte diese Entwicklung verhindert werden können? Hätte vielleicht mit einer guten Sexualberatung aus Charlotte und Paul ein leidenschaftliches Paar werden können? Hätten mit gutem Willen und beiderseitiger Gesprächsbereitschaft die Werte dieser Ehe – partnerschaftliche Liebe und Schutz bei der Lebensbewältigung – Bestand haben können gegen den erotischen Ansturm und die Verlockung von außen? Das bleibt der Spekulation überlassen.

Interessant ist in unserem Zusammenhang, daß sich in der zweiten Beziehung die Hierarchie der Lebensbereiche verschob. Sexualität war von großer Bedeutung für das neue Paar, die körperliche Anziehung eine ausschlaggebende Triebkraft in ihrer Beziehung, Sexualität ein eigenständiges Vergnügen für beide, das beide suchten und inszenierten zur eigenen und gegenseitigen Freude. Deshalb blieb bei Charlotte die Lust an der Lust auch in der Schwangerschaft und nach der Geburt grundsätzlich bestehen, auch wenn sie durch Unstimmigkeiten in anderen Bereichen nicht immer gelebt wurde.

Anders bei Klaus. Wir können aufgrund seiner etwas undeutlichen Artikulation in bezug auf das Thema vage rekonstruieren, daß die Summierung der verschiedenen Engagements in der selbständigen Berufstätigkeit, in der Teil- und Gesamtverantwortung für mehrere Kinder, den damit zusammenhängenden vielfältigen Alltagsverpflichtungen und einer sexuell offensiven Ehefrau ihm häufig die Lust verschlug und er seine Rettung in der gedanklichen Konstruktion überschaubarerer Lebensverhältnisse suchte. Aber auch hier taucht die Konstellation auf, die eine will, der andere häufig nicht, nur mit umgekehrten Geschlechtervorzeichen.

Szenen einer Ehe: 2. «Ring frei».
Sex als Mittel im ehelichen Machtkampf

Ich führe ein Gespräch mit Beate, einer 30jährigen attraktiven, vital und selbstbewußt wirkenden Frau. Kurz vor unserem Treffen wird Beate unsicher, ob sie nicht durch ihre Äußerungen zuviel über die Beziehung zu ihrem Mann Felix preisgebe. Er hat mit wortloser Ablehnung auf die Gesprächsankündigung reagiert.

Ihr ist nicht wohl in ihrer Haut, trotzdem kommt sie, weil der Allgemeinzustand und die sexuelle Situation ihrer Ehe sie bedrücken.

Felix und Beate sind zehn Jahre zusammen und haben zwei Kinder, 3 Jahre und vier Monate alt. Beide sind Sozialarbeiter und haben die Ausbildung gemeinsam gemacht. Mit einem gewissen Jagdinstinkt und der dazugehörenden Zielsicherheit ausgerüstet, hat sie ihn unter den Auszubildenden geortet und sich genommen, obwohl er damals noch mit einer anderen Frau befreundet war. Hier zeigt sich schon ein Teil ihrer grundsätzlichen Paardynamik: In Beziehungsfragen gibt sie den Ton an, und er «läßt geschehen».

Schon seit der Geburt des ersten Kindes steuert die Beziehung in jeder Beziehung auf einen Krisenhöhepunkt zu, wo die Frage beantwortet werden muß: Bleiben wir zusammen, und wenn ja, unter welchen Bedingungen?

Dabei fing alles so gut an: Im Vergleich zu ihren früheren Freunden fühlte Beate sich mit Felix besonders sexuell sehr wohl. Sie wohnten anfangs nicht zusammen. Felix hielt sich zwar sehr oft in Beates Wohngemeinschaft auf, beide hatten aber noch Freiraum in einer eigenen Wohnung. Erst kurz vor der Geburt des ersten Kindes zogen sie zusammen und erprobten nun Nähe ohne räumliche Rückzugsmöglichkeit.

Die erfüllte sexuelle Beziehung setzte sich auch in der Schwangerschaft fort, intensivierte sich sogar. Sie schliefen zwar etwas weniger zusammen, dieses Weniger wurde aber für beide durch mehr Intensität ausgeglichen. Qualität und Häufigkeit ihrer sexuellen Beziehung wurde von beiden als sehr befriedigend empfunden. Die letzten zwei Wochen vor der Geburt schliefen sie sogar jeden Tag zusammen, aus Lust, aber auch um Wehen auszulösen.

Alles in allem war dies eine wunderbare Zeit, an die beide sehnsuchtsvoll zurückdenken.

Dieser lustvolle Zustand wurde von der Geburt jäh unterbrochen – sie war ein unvorhergesehener Einbruch der Realität ins Paradies. Beate erlebte die 17stündige erste Geburt als sehr schmerzhaft, leidvoll, «hammermäßig». Gewalt und Schmerz überraschten sie. Ebenso erstaunte sie in der Folge ihr totaler sexueller Lustverlust.

Das Verschwinden ihrer Lust blieb bis heute – über die zweite Schwangerschaft hinaus – und verband sich mit zunehmend mehr Kritik an Art und Verhalten ihres Mannes. Er fühlte sich gelähmt durch den sexfreien Zustand, sie empfand ihn zunehmend als antriebslos, anpassungsbereit, ihr die Dinge des häuslichen Alltags überlassend.

Zu gern würde Beate ihren Felix einmal bei der Arbeit beobachten. Er hat sein Examen mit «Eins» bestanden, und ihr träger Ehemann mutiert an seinem anspruchsvollen Arbeitsplatz offensichtlich zu einem zuverlässigen, aktiven und energischen Kollegen. Zu Hause zieht er jedoch andere Register.

Beate wirkt tatsächlich schnell, dynamisch, offensiv, pragmatisch-praktisch und er zurückhaltend, defensiv. Sie will ihn verändern, er möchte durch häusliche Trägheit liebgewordene Restbestände der alten Zweierbeziehung retten.

Je offensiver sie wird, desto mehr beteuert er, daß sie alles richtig und gut mache. Sie sucht Grenzen, er gibt nach. Das entfacht keine Leidenschaft bei ihr. Sie setzt Grenzen und sucht Distanz, das macht sie für ihn attraktiv, und das macht angst vor Verlust.

Im Gespräch wird klar, daß Beate nur unter einem partiellen Lustverlust leidet. Die sexuelle Abstinenz bezieht sich auf ihren Mann, sie entwickelt durchaus sexuelle Phantasien und Gefühle, wenn es um andere Männer geht.

Resümee

Es gibt auch diese Variante, daß nämlich ein Paar mit gegenseitig befriedigender Sexualität nach Schwangerschaft und Geburt eine sexuelle Schieflage entwickelt.

Beate sieht die Ursachen ihrer Lustlosigkeit ganz eindeutig im Verschwinden seines Profils durch Anpassung und grenzenlose Billigung, Hinnahme, Bejahung aller ihrer Aktivitäten. Sie empfindet Felix als Echo ihrer Person, und da fehlt ihr die Reibung, die Leidenschaft erzeugt. Sie entbehrt die Distanz und das kontrastierende Gegenüber.

Ihr Konflikt hat jedoch noch andere Ursachen. Beate und Felix sind erst kurz vor der Geburt ihres ersten Kindes zusammengezogen. Vorher hatten sie offensichtlich einen stabilen Status quo durch getrennte Wohnbereiche, eine noch im Hintergrund wirkende frühere Freundin von Felix und die gemeinsame Ausbildung, in der er dominierte und so Beates größere, vordergründige Präsenz ausglich. Durch die gemeinsame Wohnung und ihre Dominanz in häuslichen Angelegenheiten ist ihre friedliche psychische Koexistenz ins Wanken geraten. Er flieht nun in Alltagsdingen, sie jagt ihm nach, in der Sexualität macht er Angebote, da mauert sie im Gegenzug aggressiv und enttäuscht. Sexualität ist ein Mittel im ehelichen Machtkampf geworden.

Szenen einer Ehe: 3. Sexfreie Zone Elternschaft

Eine andere, ebenso lehrreiche Variante von Liebe und Leidenschaft in Zeiten der sich wandelnden Paarbeziehung leben die Halbmarokkanerin Laila und ihr deutscher Mann Till.

Gemeinsam haben sie zwei Söhne, 3 Jahre und drei Monate alt. Laila erinnert sich, in der ersten Schwangerschaft intensivere sexuelle Gefühle erlebt zu haben als vorher. Dieses nachhaltigere

Erleben führt sie auf den Zusammenklang von seelischer Verbundenheit mit ihrem Mann aus Freude über das Kind und auf ein lustvolles Körperbetontsein in der Schwangerschaft zurück. Nur gegen Ende der Schwangerschaft sei die Sexualität schwieriger geworden, umgekehrt proportional zum Dickerwerden des Bauches wurde die Lust dünner. Dieses Verflüchtigen der Lust war kein Problem für das Paar, sondern kam beiden entgegen.

Die Leidenschaft kehrte nach der ersten Geburt jedoch nicht zurück. Die Existenz und Versorgung des Kindes nahm Laila vollständig in Anspruch, und sie empfand es als zu großen Energieaufwand, ihren Mann noch mit Sexualität zu versorgen. Sie spürte so viel Nähe zu ihrem Kind, daß sie kein Bedürfnis nach zusätzlichem Körperkontakt mehr fühlte. Sie empfand durchaus eine starke seelische Verbundenheit mit ihrem Mann, aber keinen Wunsch nach körperlicher Gemeinsamkeit.

Nach einem halben Jahr nichtsexueller Gemeinschaft spürte sie Druck von seiten ihres Mannes, dem sie nachgab, einmal, um ihm einen Gefallen zu tun, andererseits, um zu sehen, ob das mit der Sexualität überhaupt noch klappte. Sie schlief also aus Erkenntnisinteresse mit ihm, nicht aus Lust.

Es entspann sich – wie in vielen Ehen – eine Dauerdiskussion zwischen ihnen über ihre Position «Erst mehr Nähe, dann Sex» und über seine «Aus und durch Sex Nähe herstellen». Darüber verging ein weiteres Jahr. Nach anderthalb Jahren entspannte sich die Situation auch durch die Etablierung der Dreisamkeit. Sie schliefen wieder öfters zusammen, aber Laila vermißte dabei die frühere Leidenschaft. Statt dessen hielt eine gewisse Gleichförmigkeit und Geschwindigkeit in der Liebe Einzug.

Die zweite Schwangerschaft war keine Entscheidung aus Lust und Liebe, sondern des Kopfes, der Pädagogik und eines anthropologischen Ur- oder Sippengefühls: «Unser Kind soll nicht alleine aufwachsen.» Vor diesem Hintergrund gab es so etwas wie eine Pflicht zur Zeugung aus Überzeugung. Es schlich sich bei

Laila ein Gefühl ein, ihren Körper für die zweite Schwangerschaft hergegeben zu haben und somit das Recht zu besitzen, alle weiteren körperlichen Verpflichtungen – wie z. B. die Sexualität mit ihrem Mann – aufzuschieben auf eine unbestimmte Zeit «danach». Sie schliefen ganz selten in der Schwangerschaft zusammen, und auch nach der Geburt stellte sich das sexuelle Begehren bei ihr nicht mehr ein.

Konflikte mit ihrem Mann gibt es im Augenblick nicht deshalb, er – in Erinnerung der ersten Nachgeburtsphase – richtet sich auf eine einjährige Sexualpause ein und lebt die Leidenschaft in seinem schöpferischen Beruf aus. Die häusliche Situation beschreibt Laila deshalb als ganz entspannt. Diskussionen über die auf Eis gelegte Sexualität gibt es bei ihnen wenig, es sei denn, sie forciert sie. Ihr Mann fühlt sich durch offene Diskussionen eher bedroht und meidet sie, wenn es geht. Beide haben sich arrangiert.

Resümee

Lailas und Tills Verhalten erweckt den Anschein, als ob beide das Thema Sexualität im gegenseitigen Interesse und zum Schutz beider wegschieben, so als organisierten sich beide einen vorübergehenden Schonraum, indem sie sich auf ein sexuelles Minimum einpendelten. Sie warten ab, was kommt, und engagieren sich bis dahin auf den «klassischen» Gebieten, sie in der Kinderbetreuung, er in seinem Beruf.

Sexualität wird von Laila, seit sie Kinder hat, mehr als ein Akt des Gebens als Bekommens erlebt und ist damit Quelle eines ständigen Minusgefühls.

Die Sexualität ist im Augenblick ein unsicheres Terrain für beide, so daß ihr zeitweiliger Rückzug aus diesem Gebiet offensichtlich nicht unwillkommen ist und von beiden nicht als quälend oder trennend erlebt wird.

Szenen einer Ehe: 4. Sexualität als kreativer Akt

Eine fünfte Variation auf unser Thema lebt uns Judith vor. Sie ist eine außergewöhnliche Zeitgenossin, eine schöne Frau mit sehr starken eigenen Vorstellungen, die ihr Leben mit ihrer eigenwilligen Note gestaltet.

Das zieht Männer an (Frauen ebenfalls), macht sie allerdings aus Verblüffung oft sprachlos, in manchen Fällen sogar handlungsunfähig. Negativ ausgedrückt, finden sich Männer oft trotz (vielleicht eher aufgrund) aller Faszination in einem ungleichen Kräfteverhältnis wieder, was Unterlegenheits- und Impotenzgefühle fördert.

Judith hat ihre Sexualität schon früh entdeckt, als Zehnjährige mit ihrem Hund, später mit Zucchinis, Bananen, Gurken, Lychees, einer überschaubaren Anzahl von Männern und einigen Frauen. Judith legt Wert auf Qualität, nicht auf Quantität.

Sie ist Mitte Dreißig, freie Malerin und Galeristin, hat zwei Kinder mit zwei verschiedenen Vätern und liebt die Väter, die Kinder und das – stellenweise auch komplizierte – Leben überhaupt.

Sie hatte Lust in beiden Schwangerschaften, vermehrte Lust sogar. Die Angst ihres zweiten Mannes in der Spätschwangerschaft, es könne vielleicht die Fruchtblase platzen, trübte geringfügig ihre Sinnenfreude. Sie glich seine Zurückhaltung mit Selbstbefriedigung und kreativen Abwandlungen ihrer Sexualpraktiken aus.

Bei den Geburten erlebte sie die gleichen Glücksgefühle wie in der Sexualität. Sie beschreibt sie als ein extrem lustvolles körperlich-seelisches Hingeben, als einen erfüllenden, zutiefst befriedigenden ekstatischen Ausnahmezustand, dem sie sich angstfrei ausliefern konnte.

«Je mehr du dich den rauschhaften Zuständen in der Sexualität hingeben kannst und sie genießen kannst, desto besser bist du auch auf die Geburt vorbereitet», ist ihre Meinung.

«Wie du entjungfert wurdest, so lebst du die Sexualität, wie du die Sexualität lebst, so lebst und erlebst du die Geburt.» Judith erlebt aktiv und bewußt und gestaltet das, was sie an Leben vorfindet.

Ihre beiden Kinder bekam sie zu Hause, die Geburten verliefen komplikationslos und ohne Eingriffe. Sie hatte keinen Dammschnitt oder andere körperlichen Beschwerden in der Nachgeburtszeit. Wahrscheinlich trug auch dieses Gefühl körperlicher und seelischer Unversehrtheit dazu bei, schon vier Wochen nach der Geburt wieder Lust auf gemeinsame Sexualität zu entwickeln.

Resümee

Diese schon fast bilderbuchartige, selbstbewußte weibliche Lebensweise hat jedoch ihre Bruchstelle im Kontakt mit den jeweiligen Männern und Vätern. Diese finden sich als Assistenten dieser schönen, selbständigen Frau schnell in einer für männliche Wesen ungeübten, fremden, ungewohnten Rolle wieder, was bei ihnen ein Gefühl von Überwältigtsein und Fremdbestimmung auslöst. Es schleicht sich die Angst ein, Anhängsel einer starken Frau zu werden. Solch eine Situation produziert ein Wechselspiel von Anziehung und Urangst vor der verschlingenden «Großen Mutter». Es bleibt eine Ambivalenz von Faszination und Angst, sich zu verlieren.

Das Ausleben von Judiths weiblicher Lust scheiterte also öfter an der Vorsicht und Zurückhaltung, an der Verweigerung der Männer.

Das bedeutet, hat eine Frau endlich das gefunden, worum sie so oft gebeten wurde, nämlich ein eigenständiges Bedürfnis nach Sexualität, dann beginnt offensichtlich die schwierige Aufgabe für Männer, das auch ohne Angst auszuhalten und zu genießen. Die «lustlose» Frau schützt Männer auch oft davor, sich mit ihrer Angst vor (sexuell) selbstbewußten Frauen – im Kern der Angst vor der übermächtig erlebten Mutter – zu konfrontieren.

Szenen einer Ehe: 5. Eine krisenfeste Fusion. Vom Nutzen des elterlichen Vorbilds

Sabine ist 29 Jahre alt und hat seit zehn Monaten eine kleine Tochter. Sie und ihr gleichaltriger Mann Fred, Mathematikstudent, waren durch viele Gespräche mit Freunden, die schon Kinder hatten, vorgewarnt, daß es Probleme mit der Sexualität durch die Schwangerschaft geben könne. Sabine hatte daraufhin auch ihre Mutter, zu der sie ein sehr enges Verhältnis hat, befragt. Die Mutter bestätigte aus der eigenen Erfahrung mit drei Schwangerschaften die Schilderungen der Freunde. Durch das verständnisvolle Verhalten von Sabines Vater seien jedoch nie Konflikte um die Sexualität in dieser Zeit entstanden.

Fred und Sabine haben sich vor der Schwangerschaft sexuell sehr gut verstanden, sie hatte auch keine Probleme, einen Orgasmus zu bekommen. Sabine spürte jedoch in der zweiten Hälfte der Schwangerschaft, daß sowohl ihre Lust als auch ihre Orgasmusfähigkeit versiegten. Sie erklärt sich das mit ihrer beruflichen Belastung durch eine schwierige Lehramtsprüfung und durch ein instinktives mütterliches Schutzbedürfnis dem ungeborenen Kind gegenüber.

Für kurze Zeit stimmten Sabines und Freds Bedürfnisse nicht überein, aber mit dem Dickerwerden ihres Bauches reduzierten sich auch seine sexuellen Wünsche. Sabine schildert sehr gelassen, daß bei ihnen beiden eben Bauch und Sexualität nicht zusammengepaßt hätten. Das sei für sie in Ordnung gewesen, und keiner habe sich durch den Rückzug des anderen verletzt gefühlt.

Es habe im übrigen auch keinen Verzicht auf Zärtlichkeit bedeutet.

Die Geburt empfand sie als unproblematisch, aber schmerzhaft, kein Erlebnis, das sie unbedingt wiederholen möchte. Eben ein Muß, wenn man ein Kind haben möchte.

Sabine spürte sehr schnell nach der Geburt ihr sexuelles Interesse wiedererwachen, noch vor Ende des Wochenflusses. Nach neun Wochen schliefen beide das erste Mal wieder zusammen. Sabine empfand dieses erste körperliche Zusammensein trotz ihrer Lust als sehr schmerzhaft. Sie führte die Schmerzen auf die Dammschnittnarbe zurück. Beide beschlossen deshalb, es mit der Sexualität langsam angehen zu lassen im Vertrauen darauf, daß sich die Lage wieder normalisieren werde.

Jetzt nach zehn Monaten empfinden beide ihre sexuelle Beziehung sogar als noch ein bißchen schöner, inniger und näher als vorher. Beide erklären sich das durch die Existenz ihrer kleinen Tochter, die für sie ein sichtbarer Beweis ist, welche Wunder ihre sexuelle Liebe hervorbringen kann. Aber auch der schwebende Wunsch, noch einmal ein Kind gemeinsam zeugen zu wollen, gibt ihren sexuellen Gefühlen eine besondere Tiefe und einen besonderen Reiz.

Seit einiger Zeit schläft ihre Tochter jetzt in einem eigenen Zimmer, das erlebt Sabine noch einmal zusätzlich als sexuelle Befreiung und Vertiefung ihrer Paarbeziehung.

Resümee

Sabine und Fred sind als Paar eine Ausnahmeerscheinung unter all meinen Gesprächspartnern. Sie wirken auf eine überzeugende Art gelassen, zufrieden und einander – nach immerhin siebenjähriger Beziehung – sehr liebevoll zugewandt. Mit ihrer krisenfesten ehelichen Fusion erleben sie sich selbst auch in ihrem Bekanntenkreis als Minderheit.

Warum sie inmitten so vieler krisengeschüttelter Paare relativ unbeschadet ihre Beziehung leben können, war natürlich schon oft Gegenstand ihres Nachdenkens. Einen wichtigen Grund sehen sie darin, daß beide ihre Eltern als stabiles Paar erlebt haben und noch erleben, daß ihnen beiden also ein positives Grund- und Orientierungsmuster vorgelebt wurde, was sie als echt und nicht als Fassade für die Umwelt empfanden. Sie haben also beide das erfahren, was Ernest Borneman für die bedeutendste Grundlage einer gesunden Entwicklung der Liebesfähigkeit hält: «Der wichtigste Faktor für die Entwicklung der Libido der Kinder ist, ob die Eltern sich liebten und aus ihrer Liebe keinen Hehl machten» (Borneman, *Stern* 11 / 1995, S. 32 ff.).

Sabine ist es besonders wichtig, daß Fred sehr locker erzogen wurde und ihr ein Gespräch mit ihm einfach leichtfällt. Sie findet andere Männer ihres Alters sehr viel verschlossener und gesprächsunfähiger als Fred. Das Schweigen der Männer in vielen Beziehungen ihrer Freundinnen erlebt sie als ganz schwierig und bedrohlich. Fred ist sehr offen, dafür ist sie dankbar. Außenstehenden fällt auf, daß zwischen beiden kein unterschwelliger oder offener Machtkampf stattfindet. Ihre Ehe wirkt nicht wie eine Einrichtung zur gegenseitigen zwangsweisen Umerziehung. Sie gehen aufmerksam und entspannt miteinander um, und wahrscheinlich bleiben bei ihnen keine alten Rechnungen offenstehen, die dann zu ständig reizenden Verhärtungen führen könnten. Offensichtlich besitzen beide die seltene Fähigkeit zur Toleranz.

Das allein macht noch keine leidenschaftliche Beziehung aus, ist aber mit Sicherheit eine Grundlage und ein guter Nährboden, auf dem sich Lust auf gegenseitige psychische und körperliche Hingabe entwickeln kann.

Fazit

Es gibt unzählige Spielarten, als Paar mit der Sexualität und speziell mit der Sexualität in Zeiten des Kinderkriegens umzugehen. Ebenso lassen sich zahllose individuell und gesellschaftlich bedingte Gründe für die vielen Varianten im sexuellen Erleben und im Umgang mit der Sexualität finden. Deshalb gibt es auch keine schnellen, pauschalen und damit schalen Antworten. Ich habe hier einige Grundtendenzen in den Beispielen benannt, sie ersetzen jedoch nicht die genaue Analyse des Einzelfalles.

Mit Sicherheit finden wir jedoch immer einen roten Faden zwischen der Art, wie ein Paar generell mit seiner Sexualität umgeht und wie in der psychischen und körperlichen Grenzsituation der Schwangerschaft und der Nachgeburtsperiode. Die Sexualität in diesen Zeiten des Umbruchs stellt also eine Sondersituation dar, die aber trotzdem die sexuelle Gesamtsituation des Paares, sein grundsätzliches Verhältnis dazu, widerspiegelt.

Der Schluß ist zulässig, daß durch ein Kind sexuell nur das ans Licht gehoben wird, was vorher im mehr oder weniger verborgenen schon angelegt war.

Schwangerschaft und Sexualität: Krise ohne Ausweg

«Ich habe heftig geflucht darüber, daß einem keiner gesagt hat, was da auf einen zukommt.» Vielleicht geht es Ihnen ähnlich wie Dorothea? Sobald eine Frau schwanger wird, verändert sich eine Menge. Das fängt schon mit den körperlichen Veränderungen an: Der Busen wird größer, fühlt sich anders an, es zieht so komisch im Unterleib, die superengen Jeans verlieren von einem Tag auf den anderen ihren Reiz. An manchen Tagen stürzt man sich wie besessen auf das Gurkenglas (die Pralinenschachtel, den Schweinebraten...), anderntags kann man vor lauter Sodbrennen und Übelkeit kaum etwas zu sich nehmen.

Auch seelisch strömt einiges auf Frauen ein, was verarbeitet werden muß. Wie wird es sein, sich ganz auf einen Menschen einzustellen? Reicht der Platz in der Wohnung? Sollen wir heiraten oder besser nicht? Wird mein Mann ein guter Vater, werde ich eine gute Mutter sein? Wie verkraftet unsere Partnerschaft die kommenden Belastungen? Kommen wir mit dem Geld aus? Fragen über Fragen, die erst einmal unbeantwortet bleiben. Wen wundert es da, daß Schwangere an manchen Tagen gereizt und aggressiv sind oder bei der kleinsten Kleinigkeit in Tränen ausbrechen? Die Vielzahl der neuen Aufgaben kann verwirren, ängstlich und hilflos machen; gleichzeitig spüren Frauen in der Zeit der Schwangerschaft ungeahnte Kräfte, Energien und Fähigkeiten, von denen sie vorher nie zu träumen wagten. Aber auch eigene Grenzen werden deutlich: Frauen, die vor der Schwangerschaft energievoll und scheinbar mühelos gearbeitet haben, merken plötzlich, daß ein anderes Tempo angesagt ist und sie nicht mehr so können, wie sie wollen.

Die vielen Erschütterungen, die eine Schwangerschaft mit sich bringt, können auch die intime Beziehung der werdenden Eltern durcheinanderwirbeln. Denn unsere Sexualität ist immer eingebunden in alle sonstigen Lebensbereiche. *Die* zentrale Frage für Paare, aber auch für jeden einzelnen, die sich dabei stellt: Wie schaffen wir es, all das Neue und Unbekannte, vielleicht Ängstigende, so in unsere Beziehung und Sexualität zu integrieren, daß wir am Ende nicht geschwächt, sondern gestärkt aus dem hervorgehen, was allgemein als «Schwangerschaftskrise» bezeichnet wird?

Um Sie darauf vorzubereiten und Ihnen bei der Lösung der Krise zu helfen, zeige ich auf den folgenden Seiten auf, was sich bei der schwangeren Frau alles verändern und welche Auswirkungen das auf ein Paar und seine Sexualität haben kann.

Was der Körper verkraften muß

Die hormonellen Veränderungen während einer Schwangerschaft sind enorm und einschneidend. Allerdings sehen sie bei jeder Frau anders aus und werden auch unterschiedlich erlebt. Das gilt auch für die Wirkung auf die Sexualität. Denn das Zusammenspiel zwischen Körper und Seele, Gedanken und Gefühlen, Ängsten und Befürchtungen, Lust und Sexualität ist immer ein komplexes Geschehen, eingebettet in einen sozialen und psychologischen Kontext.

Konkret bedeutet das: Wird beispielsweise ein Hormon, das dafür «bekannt» ist, Lust eher zu mindern, stärker ausgeschüttet, heißt das nicht automatisch, daß ich dann auch wirklich weniger Lust habe. Die körperlichen Vorgänge in einer Schwangerschaft stellen nur ein, wenn auch gewichtiges, Mosaiksteinchen in einem Gesamtprozeß dar.

Viele Frauen leiden, vor allem in den ersten Monaten der Schwangerschaft, unter mehr oder weniger ausgeprägter *Übelkeit*, Sodbrennen und/oder Erbrechen. Manuela hatte es besonders hart erwischt: «Bis auf wenige Ausnahmen hatte ich neun Monate lang jeden Tag Sodbrennen. Wie schlimm das eigentlich war, habe ich erst nach der Geburt gemerkt, als die Beschwerden mit einem Mal verschwunden waren.» Als Gründe werden folgende Faktoren in Betracht gezogen: In den ersten drei Monaten ist die Konzentration des Schwangerschaftshormons HCG besonders hoch, die Muskeln der Gebärmutter wachsen sehr schnell, es wird mehr Magensäure produziert, die Verdauung ist aufgrund der größeren Entspannung der Muskeln des Verdauungstraktes weniger effektiv, der Geruchssinn ist intensiver. Auch emotionale Faktoren scheinen bei der Ausprägung von Übelkeit eine Rolle zu spielen: Eine unerwünschte Schwangerschaft, viel Aufregung und Streß im Leben der werdenden Mutter und/oder die Erwartung, daß zu einer Schwangerschaft Übelkeit dazugehört, erhöhen die Wahrscheinlichkeit, an dieser wirklich zu leiden.

Was nun auch immer für diese Beschwerden verantwortlich ist, eins ist klar: Die Lust am Sex reduziert sich auf ein Minimum, wenn frau unter ständigem Sodbrennen, Übelkeit und/oder Erbrechen leidet oder dem Gefühl, sich jeden Moment übergeben zu müssen. Manchmal erfordert dies ein gutes «Timing» bei der Planung der intimen Kontakte, was natürlich auf Kosten der Spontaneität geht und das Ganze nicht unbedingt einfacher macht. So war es bei Susanne der Fall: «In meiner ersten Schwangerschaft gab es eigentlich kaum Zeiten, in denen mir nicht schlecht war. Hatte ich gerade mal so eine Zeit erwischt, konnte ich mir eher vorstellen, mit meinem Partner intim zu werden. Wenn ich dann zufällig bei meiner Arbeit war, ging das dann auch wieder nicht. So grenzte sich die mögliche Zeit für Intimitäten immer mehr ein und verkam z. T. zum ‹Pflichtprogramm›, weil ich dachte: ‹Jetzt nutze die Gelegenheit›, auch wenn ich vielleicht gerade überhaupt keine Lust hatte.»

Ein ebenso verbreitetes Phänomen wie Sodbrennen und Übelkeit ist die bleierne *Müdigkeit*, die sich – vor allem in den ersten und letzten Monaten – durch keinen Schlaf der Welt, sei er noch so ausgedehnt, beseitigen läßt. Die enormen Anpassungen, Veränderungen und Aufbauleistungen, die unser Körper (und unsere Seele) leisten müssen, kosten viel Energie. Eine Frau, die in allen drei Schwangerschaften unter extremer Müdigkeit litt, beschreibt das so: «Ich war so müde, daß ich es gerade geschafft habe, arbeiten zu gehen, den Rest der Zeit habe ich geschlafen. Unsere Sexualität war gleich Null, sie fand im Prinzip gar nicht mehr statt. Mein Partner fand das anfangs noch lustig, später wurde er immer ärgerlicher. Das machte mir dann auch angst, weil ich dachte, das geht die ganze Schwangerschaft so.»

Wie bei vielen körperlichen Symptomen kann auch die Müdigkeit als Signal des Körpers verstanden werden, sich mehr Ruhe und Entspannung zu gönnen, ebenso als ein Überdenken dessen, was wichtig ist und was weniger. Von Anfang an wird eine Schwangere «gezwungen», ihre Lebenssituation kritisch zu hinterfragen und Schwachpunkte zu ändern, was ja durchaus fruchtbar sein kann.

Die von vielen Frauen erlebte Veränderung des *Geruchsempfindens*, meistens eine intensivere Wahrnehmung, kann sich als hemmender oder luststeigernder Faktor im sexuellen Beisammensein erweisen. Häufig erleben Frauen, daß sie bestimmte Gerüche, die sie vorher ertragen konnten bzw. sogar gern mochten (z. B. das eigene Parfüm), plötzlich nicht mehr riechen können. Das kann schlimmstenfalls den eigenen Mann betreffen. Da am sexuellen Erleben immer auch archaische Elemente beteiligt sind (der Geruchssinn ist der älteste aller Sinne), ist es für eine Schwangere möglicherweise schwieriger, sich auf einen Mann einzulassen, den sie im wahrsten Sinne des Wortes nicht mehr «riechen» kann. Manchmal mag es deshalb erforderlich sein, spezielle «Maßnahmen» zu ergreifen, um sich im sexuellen Beisammensein von den intensiven Gerüchen nicht allzu sehr stören zu lassen. Sabine z. B. hatte diesbezüglich klare Vorstellungen: «Auf jeden Fall mußte er geputzte Zähne haben; vor der Schwangerschaft störten mich ungeputzte Zähne nicht so sehr. Auch war es für mich kaum möglich, ihm näherzukommen, wenn er gerade Knoblauch oder Zwiebeln gegessen hatte. Da mein Mann das wußte, stellte er sich mit der Zeit darauf ein, oder ich aß auch Knoblauch. Kurz vorher eine Zigarette rauchen war auch problematisch; ganz unmöglich war für mich eine mir meilenweit entgegenkommende Alkoholfahne. Manchmal kam ich mir unglaublich zickig vor bei all den Bedingungen, die ich an ihn stellte. Ich sah aber für mich auch keine andere Möglichkeit, und wir hatten deshalb eigentlich auch keine Schwierigkeiten, weil mein Mann sehr verständnisvoll war.»

Gesundheitszustand

Jede Veränderung und Abweichung des gesundheitlichen Befindens während der Schwangerschaft wird Einfluß auf die Bereitschaft einer Frau haben, sich auf eine sexuelle Begegnung einzulassen. Sei es, daß der Arzt zu sexueller Enthaltsamkeit geraten hat, sei es, daß sie glaubt, sexuelle Erregung oder gar ein Orgasmus bekomme dem Kind nicht.

Medizinische negative Faktoren für die Sexualität sind vorangegangene und aktuelle Krankheiten, vorzeitige Wehen, Blutungen, drohende Fehlgeburten oder andere Schwangerschaftskomplikationen. Wenn eine Vorerkrankung sich so verschlechtert, daß eine Frau sich am Rande ihrer Kräfte fühlt, führt dies sicherlich lich zu einer kompletten Vermeidung von Sexualität oder zumindest zu Verkrampfungen.

Ist das Leben des Kindes oder das eigene in Gefahr, werden zusätzlich Ängste aktiviert, die ihrerseits unvereinbar mit Lust und Entspannung sind. Das ist nachvollziehbar und normal. Sabine z. B., die während ihrer Schwangerschaft unter Blutungen und vorzeitigen Wehen litt, beschreibt das folgendermaßen: «Wir hatten Angst, daß das Kind stirbt, und dachten: ‹Besser nichts riskieren.› Mein Mann war übervorsichtig, deshalb konnte ich mich gar nicht freuen auf das Kind. Wir haben auch lange keinen Namen ausgesucht, weil ja nicht klar war, ob alles gutgeht.»

Genitalien und *Bauch* verändern sich.
Aufgrund der wachsenden Menge an Östrogen und Progesteron werden die Brüste von Schwangeren meist größer, mal mehr, mal weniger. Das Gewebe lockert sich, die Brustwarzen verändern sich in Größe und Farbe, teilweise – vor allem bei sexueller Stimulation und in der späteren Schwangerschaft – kann Vormilch austreten; das kann irritierend sein, zumal die Milch sowohl den Mann als auch die Frau daran erinnert, daß es bald jemanden geben wird, der einen deutlichen Anspruch auf die Brüste und ihre «ursprüngliche» Funktion, das Geben von Nahrung und Beruhigung, haben wird. Männer trauen sich dann oft nicht mehr so recht, die Brüste in die Sexualität einzubeziehen.

Die Empfindlichkeit der Brüste verändert sich ebenfalls. Zu Beginn der sexuellen Begegnung mag die Schwangere vielleicht nicht an den Brüsten berührt werden, doch mit zunehmender Erregung findet sie es womöglich deutlich aufregender als beim Miteinanderschlafen vor der Schwangerschaft. Es gibt aber auch Frauen, die generell die Berührung ihrer Brüste, speziell das Saugen an den Brüsten gar nicht mehr ertragen können. Sich dabei zurechtzufinden ist natürlich, vor allem für den Mann, nicht immer ganz einfach. Ob sich diese Veränderungen negativ auf die gemeinsame Sexualität auswirken, ist sehr abhängig davon, wie flexibel ein Paar (oder der einzelne Partner) sich auf die neue Situation einstellen kann.

Ein weiterer Effekt der hormonellen Veränderungen ist die stärkere Durchblutung der Beckenregion, die zu einer größeren sexuellen Ansprechbarkeit der Frau führen kann. Die gleichzeitig zu beobachtende Vergrößerung der Genitalien kann einerseits zu intensiverer Lust führen, andererseits aber auch – durch ein verändertes Gefühl beim Eindringen des Penis – zu Irritationen. Dies gilt für Frauen wie Männer gleichermaßen.

Die Vaginalsekretion verändert sich in der Menge (sie wird normalerweise stärker), in der Konsistenz, im Geruch und im Geschmack. Es ist wichtig, über solche Veränderungen informiert zu sein, da Paare sie manchmal sehr untergründig und subtil als störend empfinden, ohne genau sagen zu können, was das Störende ausmacht. Sich diese Dinge bewußtzumachen, beugt sicherlich einem weiten Feld an Fehlinterpretationen vor. Dazu gehört beispielsweise der Gedanke einer Frau, die Flüssigkeit der Vagina sei deshalb so verändert, weil irgend etwas mit ihrer Schwangerschaft oder mit ihrer Sexualität nicht stimme.

Vor allem im letzten Drittel der Schwangerschaft und bei tiefem Eindringen des Penis in die Scheide können aufgrund der erhöhten Sensibilität und der Vergrößerung des Muttermundes Blutungen auftreten. Diese Blutungen lassen sich meistens durch die natürlichen hormonellen Veränderungen in der Schwangerschaft erklären und müssen normalerweise kein Anlaß für ernsthafte Befürchtungen sein. Da auftretende Blutungen jedoch Anzeichen für ernstzunehmende Komplikationen sein können, ist es immer ratsam, in einem solchen Fall einmal zuviel als einmal zuwenig den Arzt zu konsultieren.

Wie sich das stetige Anwachsen des Bauchumfanges auf die Sexualität auswirkt, wird unterschiedlich, auch innerhalb der Phasen einer Schwangerschaft, erlebt. Für Andrea z. B. wurde der Bauchumfang erst am Schluß problematisch: «Erst gegen Ende der Schwangerschaft, als der Bauch dicker wurde, war es schwieriger mit dem Sex.» Es kann aber auch als Bereicherung erlebt werden, immer rundlicher zu werden, wie dies Beate beschreibt: «Den größeren Bauch haben wir in unsere Sexualität mit einbezogen. Wir hatten durch die ausgedehnten Körpererkundungen ein längeres Vorspiel; das war eine Bereicherung und Erweiterung unserer Beziehung.» Vor allem gegen Ende der Schwangerschaft äußern Frauen häufig ähnliches wie Beate: «Man konnte mich nur noch kugeln. Mein Mann mußte mich nachts rumdrehen, weil ich das alleine nicht mehr geschafft habe.» In solch einem Körperzustand erfordert das gemeinsame sexuelle Beisammensein ein gehöriges Maß an Kreativität, Einfallsreichtum und Umstellungsfähigkeit. Wer es bisher gewohnt war, mit seinem Partner vorwiegend in der altvertrauten «Missionarsstellung» zu verkehren, muß sich jetzt zwangsläufig von liebgewonnenen Gewohnheiten verabschieden. Auch stellt sich die Frage, ob eine Frau dem Sex noch irgend etwas abgewinnen kann, wenn sie sich wie ein unbeweglicher Käfer auf dem Rücken liegend fühlt.

Frauen erleben die *Veränderungen* ihres Körpers und *ihrer Attraktivität* sehr verschieden. Manuela hat sich positiver erlebt: «Es gab keinen Zeitpunkt in meiner Schwangerschaft, wo ich mich unattraktiv gefühlt habe, ich fand mich ganz toll. Ich habe mir schon früh Schwangerschaftsklamotten gekauft, damit jeder sehen konnte, daß ich ein Kind erwarte, obwohl eigentlich noch nichts zu sehen war. Die körperlichen Veränderungen habe ich sehr genossen.» Andrea sieht das anders: «Meistens habe ich mich wie eine dicke, runde Kugel gefühlt. Mich erinnerte das immer an das Sandmännchen im dritten Programm, das ich als kleines Kind jeden Abend gesehen habe. Das war auch so eine kleine freundliche Kugel, so hoch wie breit. Daß mein Mann mich in dem Zustand noch anziehend fand, konnte ich mir beim besten Willen nicht vorstellen.»

Ist eine Frau mit Schwangerschaftsstreifen, einer veränderten Figur, Krampfadern, einem vielleicht noch stärker als vorher hängenden Busen konfrontiert, wird spätestens jetzt deutlich, wie sie weibliche Attraktivität für sich definiert, welchem Ideal sie anhängt. Die (von männlichen Werten geprägte) sexuelle Lerngeschichte von Frauen sieht oft so aus, daß ein straffer Busen, makellose Haut (sprich keine Orangenhaut und Schwangerschaftsstreifen und um Gottes willen keine hervorstehenden Venen), eine tadellose Figur als Garanten für «funktionierende» Sexualität und Lust angesehen werden. Da viele Frauen diese Vorstellungen übernehmen, kann es ihnen in der Schwangerschaft und auch hinterher passieren, daß sie sich für weniger attraktiv, weniger begehrenswert und dadurch weniger lustvoll halten. Und da sie das denken, wird es möglicherweise auch so sein.

Was die Seele sagt

Schwanger sein heißt nicht nur, einen dicken Bauch zu bekommen und den Ansturm einiger Hormone auszuhalten. Auch und gerade die Seele ist jetzt sehr beschäftigt. Diese seelischen Prozesse haben natürlich Auswirkungen auf Partnerschaft und Sexualität.

Die Art und Weise, wie wir in der Schwangerschaft mit dem Thema Sexualität umgehen, wird von vielem geprägt: von dem, was uns im Laufe unserer Entwicklung über Sexualität und die erotische Beziehung zwischen Mann und Frau vermittelt wurde, sowie von unseren sexuellen Erlebnissen. Michaela z. B. hatte mit zunehmendem Bauch immer weniger Lust, mit ihrem Freund zu schlafen. Nach außen gibt sie das Bild einer selbstbewußten, sich selbst und ihre Sexualität reflektierenden Frau ab; doch die tief in ihrem Innern gespeicherten Bilder über Sexualität und Schwangerschaft sahen anders aus: «Ich hatte das Gefühl, das gehört sich nicht, das paßt nicht zusammen. Da spielten so alte Geschichten eine Rolle. Sex war ja, von der Erziehung her, sowieso nur zum Kinderkriegen gedacht.»

Hinter diesen Sätzen Manuelas verbergen sich zwei Dinge: ein allgemeines (gesellschaftliches) Bild über Sexualität in der Schwangerschaft und eine Vorstellung über Sexualität, die individuell über die Erziehung vermittelt wurde. Solche Vorstellungen und Vorurteile werden häufig dann aktiviert, wenn wir in unserem Leben vor ganz neuen Erfahrungen stehen, für die wir keinen Anhaltspunkt und keine Orientierung haben. Sie dienen als Richtlinien für die Einordnung dessen, was an Neuem auf uns einströmt. Leider sind diese Bilder häufig unserem Bewußtsein nicht direkt zugänglich, was ihre Deutung ein wenig schwierig machen kann.

Wer kann sich schon erinnern, was er damals, im zarten Alter von vier, gedacht und gefühlt hat, welche Schlüsse er über Schwangerschaften gezogen hat, als Mama mit dickem Bauch sich täglich erbrechen mußte und das Verhältnis zu Papa immer angespannter und konflikthafter wurde? Oder wer weiß schon, was sich hinter den verschlossenen Schlafzimmertüren abgespielt hat (oder nicht), wenn Mama wieder einmal «in anderen Umständen» war? Andrea, die in ihrer Schwangerschaft unter unstillbarem Erbrechen und zusätzlich furchtbaren Schuldgefühlen litt, konnte sich nie erklären, warum sie sich so schuldig fühlte und das Bedürfnis hatte, die Brechanfälle vor ihrer Außenwelt verbergen und verschweigen zu müssen. Als ihr Jahre später die eigene Mutter erzählte, daß ihr, als sie mit Andrea schwanger war, bei der Arbeit ständig übel war und sie das mühsam vor den Kunden verbergen mußte, fiel es ihr wie Schuppen von den Augen. Um die Macht dieser unbewußt gespeicherten Erfahrungen und Bilder ein wenig einzudämmen, ist es hilfreich, in einer ruhigen Stunde in sich hineinzuhorchen. Vielleicht gelingt es Ihnen dabei, ein wenig von diesen verborgenen Eindrücken, Einstellungen und Einflüssen ins Bewußtsein zu holen, um mehr darüber zu erfahren, was Sie beeinflußt und geprägt hat.

Zu den gesellschaftlich vermittelten Bildern kommt die individuelle Geschichte als sexuelles, erotisches Wesen, die den Umgang der Schwangeren mit Sexualität bestimmt.

Eine zentrale Frage ist – aus der Sicht der Frauen: «Gestehe ich mir als Frau eine eigenständige, vom Mann unabhängige Lust zu? Habe ich erfahren, daß sie mir zugestanden wird?» Viele Frauen haben gelernt, ihre sexuellen Bedürfnisse und ihr Lustempfinden in den Dienst einer Sache zu stellen. Diese «Sache» kann sein: die Befriedigung des Mannes, die Erlangung einer Schwangerschaft, die Aufrechterhaltung des häuslichen Friedens oder gar der Beziehung. Männern wird immer noch eher das Recht auf eine eigenständige, von der Frau unabhängige Lust zugestanden.

Für die Zeit der Schwangerschaft bedeutet das einen entscheidenden Unterschied: Haben Sexualität und Lust für eine Frau einen eigenständigen Wert, unabhängig vom Mann und von der Erreichung eventueller Ziele, z. B. schwanger zu werden, so wird sie Zeiten von Lustlosigkeit, wie sie sich gerade in der Schwangerschaft (oder danach) ergeben, gut durchstehen und danach wieder sexuelle Bedürfnisse entwickeln können. Auch für den Partner ist es nicht gleichgültig, ob er weiß, daß nach der «Durststrecke» der Hunger wiederkommt, oder ob er befürchten muß, daß der Appetit für immer und ewig vergangen ist.

Von Ängsten und anderen Gefühlen

Da Frauen in der Schwangerschaft in vielerlei Hinsicht sensibler und schutzbedürftiger werden, intensiviert sich häufig auch ihr Gefühlsleben – und sie entwickeln entsprechend mehr Ängste als Männer. Diese Ängste dienen dazu, sich frühzeitig mit dem auseinanderzusetzen, was einen erwartet. Sie bleiben allerdings nicht ohne Wirkung auf die Sexualität der Frau bzw. des Paares. Denn jedes Angstgefühl, geht es über ein gewisses Maß hinaus, hat grundsätzlich die Kraft, Lust zu verhindern, zu unterbrechen oder sie gar im Keim zu ersticken. Dabei ist es nicht unerheblich, wie Frau und Mann mit Angstgefühlen und Befürchtungen umgehen. Auf die Sexualität bezogen, heißt das: «Wie verkraften wir es, wenn die Lust plötzlich verschwindet? Welche Möglichkeiten haben wir, sie neu zu erwecken?»

Die typischen «lustmindernden Ängste», die zu jeder normalen Schwangerschaft dazugehören, lassen sich in zwei Kategorien einteilen: erstens Ängste, das Baby durch Sexualität zu schädigen, und zweitens Unsicherheiten über das neue Leben als junge Eltern.

Angst, das Baby zu schädigen

Viele Paare befürchten, daß das sexuelle Beisammensein, speziell das Eindringen des Penis in die Vagina, den Fötus verletzen und Wehen, Fehlgeburten, Blutungen oder Infektionen verursachen könne. Dabei treten zu verschiedenen Zeiten der Schwangerschaft unterschiedliche Befürchtungen auf. Steht im ersten Drittel die Angst im Vordergrund, durch den Geschlechtsverkehr, einen Orgasmus oder einfach durch Erregung eine Fehlgeburt auszulösen, dominiert gegen Ende der Schwangerschaft eher die Angst, Wehen auszulösen oder das Ungeborene zu verletzen. Auch die Befürchtung, ein behindertes Kind zur Welt zu bringen, beschäftigt manche Frauen. Dabei kann der Fortschritt der modernen Medizin Ängste vermindern – und verstärken. Denn verbesserte Diagnose- und Behandlungsmöglichkeiten lenken zwangsläufig die Aufmerksamkeit auf das, was bei Schwangerschaft und Geburt alles Schlimmes passieren könnte. Es wird ja in den Medien und der Fachliteratur weniger über «normale» Schwangerschaften und Geburten berichtet als über Sonderfälle und Ausnahmen, bei denen die neuesten Methoden der Diagnose und Therapie zur Anwendung gekommen sind.

Für manche Paare spielen all diese Befürchtungen keine Rolle, für andere wiederum kann die Angst so groß sein, daß sie eine erotische Begegnung eher meiden. Nicht zuletzt hängt auch hier die Umgehensweise mit der Angst, dem Baby einen Schaden zuzufügen, von der Art der Paarbeziehung ab. Susanne, die in einer – mit ihren Worten – «angeschlagenen» Beziehung lebte, berichtet: «Die Schwangerschaft war eine gute Möglichkeit, mich zurückzuziehen, die Rechtfertigungen fielen weg. Zuerst hatte ich Blutungen, und dann mußte ich mich aufgrund der Amniozentese schonen.» Für Sandra, die ihre Beziehung als «intakt» beschreibt, stellte die Tatsache, daß ihr Mann zeitweise Angst hatte, verletzt zu werden, keine große Einschränkung ihrer sexuellen Lust dar: «Er hatte zeitweise die Befürchtung, das Kind könnte was an seinem Schwanz machen. Ich fand das schade, aber wir haben dann auf andere Methoden zurückgegriffen.»

Ängste vor erotischen Kontakten entstehen häufig auch durch unangemessene Empfehlungen und Vorurteile, die wir – von wem auch immer – übernommen haben. So glauben und verbreiten noch heute viele Menschen – auch Ärzte –, daß eine Frau (bei komplikationsloser Schwangerschaft wohlgemerkt) in den letzten sechs Wochen vor der Geburt keinen Sex haben solle. Sabine ging es so: «Uns wurde gesagt, in den letzten Wochen solle man aus hygienischen Gründen keinen Sex haben. Wir hatten auch Angst, daß Sex Wehen auslöst.» Um Sie mit dem heutigen Stand der Medizin und Psychologie vertraut zu machen: Wenn keine medizinischen Komplikationen, wie Fehl- oder Frühgeburten, drohen, spricht nichts gegen sexuelle Kontakte zwischen Frau und Mann, im Gegenteil: Sie werden (z. B. gegen Ende der Schwangerschaft, um Wehen auszulösen) befürwortet. Welch positive Wirkung eine befriedigende Sexualität auf die Psyche und das werdende Kind haben kann, hat Barbara sehr schön beschrieben: «In der Zeit meiner Schwangerschaft habe ich Tagebuch geführt und dann Folgendes zu meinem Kind gesagt: ‹Mich würde interessieren, was du mitkriegst (von unserem Sexualleben)?› Ich kann dir nur sagen, das ist das Schönste, was es gibt, und wenn es mir gutgeht, warum sollte es dir dann schlechtgehen?»

Unsicherheiten über das neue Leben

Weitere Befürchtungen fast aller werdenden Eltern beziehen sich auf die großen Veränderungen, die die Geburt des Kindes mit sich bringt. Nicht wenige Frauen und Männer fragen sich in der Zeit der Schwangerschaft, wie das Leben mit dem Kind sein wird und ob sie der großen Aufgabe und Herausforderung, Mutter/ Vater zu sein, gewachsen sein werden. Auch wenn wir uns in der Pubertät häufig schwören, mit unseren eigenen Kindern «alles ganz anders zu machen» (natürlich besser), so ahnen wir doch, daß manchmal zwischen Theorie und Praxis eine große Lücke klaffen kann.

Auch Paare, die sich nichts sehnlicher gewünscht haben als dieses eine Kind, werden immer wieder Momente erleben, in denen sie daran zweifeln, den neuen Anforderungen und Belastungen als junge Eltern gewachsen zu sein: «Wirst du auch der Verantwortung gerecht?» fragte sich Andrea, und «Wie verändert sich dein Leben? Inwieweit ist die Partnerschaft betroffen? Wie verhält sich dein Mann? Würdest du damit fertig werden, wenn er dich verläßt? Ist das Kind gesund oder behindert? Kann ich weiterarbeiten? Kann ich das alles schaffen? Werde ich das Kind richtig erziehen?» Hätte Andrea sich diese Fragen erst nach der Schwangerschaft gestellt, wäre sie sicherlich wesentlich unvorbereiteter für die neue Lebenssituation.

Auch der sich ankündigende Rollenwechsel vom Liebespartner hin zum verantwortlichen Elternpaar macht manchen Frauen und Männern zu schaffen: «Ich hatte mit den verschiedenen Rollen schon so meine Schwierigkeiten. Ich sollte ja plötzlich Geliebte, Partnerin, Mutter, berufstätige Frau usw. sein», erinnert sich Manuela. Auf einmal sind wir nicht mehr nur das Kind unserer Eltern, sondern auch «erwachsen», verlieren Freiheiten und Freiräume, die in der Kindposition eher erlaubt waren. Nun werden wir auch Mutter und Vater sein, in der Hierarchie der Erwachsenen also eine Stufe weiterrücken. In Hinblick auf das Sexualleben als werdende Mutter oder werdender Vater stehen viele vor einem Rätsel:

Wer kann sich schon vorstellen, wie die eigenen Eltern ihre Sexualität gelebt haben (wenn sie sie denn gelebt haben)? Eine Vielzahl von Frauen (und Männern) sind in Familien groß geworden, in denen es zwischen den Eltern nicht einmal ein Minimum an Körperkontakt gab, geschweige denn irgendwelche Zeichen der Zuneigung, der Erotik oder der sexuellen Anziehungskraft.

Auswirkungen auf die Zweierbeziehung

Die Sexualität eines Paares ist untrennbar mit der Beziehung verbunden, in der sie gelebt wird. Gab es schon vor der Schwangerschaft schwelende Konflikte und Aggressionen oder gar uneingestandene Trennungswünsche und darauf entstehende Störungen in der sexuellen Beziehung, so ändert sich das in den meisten Fällen in der Schwangerschaft nicht zum Besseren hin.

In einer Zeit, in der Mann und Frau als Paar stärker gefordert und belastet sind, müssen sie vielmehr auf das zurückgreifen, was Sicherheit und Stärke gibt – es zeigt sich also, wie belastbar eine Beziehung ist. Renate hat die Auswirkungen einer problematischen Beziehung auf die gemeinsame Sexualität erlebt:

«In der Schwangerschaft hat sich das ganze Beziehungsproblem verstärkt. Er hat zwar alles gemacht, aber ich mußte ihn ständig auffordern und ihm alles vorschreiben. Ich habe Rücksichten erwartet, Mitarbeit im Haushalt, daß er sieht, was getan werden muß, daß er sich selbst anbietet. Er wartete aber immer nur auf Anweisungen. Das war ein alter Streitpunkt, der jetzt besonders auffiel. Über Sex haben wir weniger geredet; das war ja nicht das Thema, da wir sowieso weniger Sex hatten und dieser Punkt nicht so der Anlaß für Streit war.»

In diesem Zusammenhang spielt auch die Frage, wie erwünscht das erwartete Kind ist, eine Rolle für die Paarsexualität. Selbst heute, im Zeitalter der für viele Menschen verfügbaren Verhütungsmittel, kommt es zu zahlreichen ungeplanten Schwangerschaften. Einer der Gründe: Paare lassen eine Schwangerschaft «geschehen» in dem unbewußten Versuch, eine eigentlich bevorstehende Trennung zu vermeiden oder zu verhindern. Es ist nicht schwer, sich vorzustellen, daß der Sex in diesem Fall seinen Reiz verliert (da er seinen «Zweck» erfüllt hat), sobald die Frau schwanger ist. Welche Konflikte und Spannungen diese Situation schaffen kann, weiß Monika noch ganz genau: «Ich hatte immer ein schlechtes Gewissen, nach dem Motto: Jetzt kriege ich das Kind, das ich von ihm wollte, und ich schlafe trotzdem nicht mit ihm. Als Belohnung hätte er das eigentlich verdient. Obwohl es im Vergleich zu der Zeit vor der Schwangerschaft nachvollziehbare Gründe gab, mich zu verweigern, hatte ich jetzt ein schlechteres Gewissen.»

Die äußeren Veränderungen

Wird ein Paar schwanger, verändert sich eine Menge in kurzen Zeitabständen: Ein Umzug steht an, ein eigener Hausstand wird gegründet, es wird geheiratet, Ausgaben werden getätigt, man verschuldet sich, vielleicht durch den Kauf eines Hauses oder die Anschaffung von Möbeln fürs Kinderzimmer. In den meisten Fällen – vor allem, wenn das erste Kind erwartet wird – hören viele Frauen auf zu arbeiten und begeben sich in eine ökonomische Abhängigkeit vom Partner. Meistens ist die Familie auf den Verdienst des Mannes angewiesen. Manche Frauen empfinden dies als belastend, andere hingegen sind froh, eine Zeitlang aus dem Berufsleben aussteigen zu können. Wie belastend oder entlastend diese Auszeit aus der täglichen «Tretmühle» erlebt wird, hängt von der Rückkehrmöglichkeit ab und davon, wieviel Freude und Selbstbestätigung der Beruf bedeutet hat. Andrea z. B., im öffentlichen Dienst beschäftigt, konnte ihre Babyzeit sehr genießen: «Ich machte ein Jahr Babypause, das war eine Befreiung für mich. Ich hatte ja die Sicherheit zurückzukommen.»

Die inneren Veränderungen

Bestand vor der Schwangerschaft ein ausbalanciertes Gleichgewicht zwischen den Partnern (mit ausgesprochenen und unausgesprochenen Vereinbarungen und Regeln) bezüglich Nähe und Distanz, Dominanz und Anpassung, Macht und Ohnmacht, Verantwortung, Passivität und Aktivität usw., kann dieses funktionierende Beziehungs- und Machtgefüge durch die Schwangerschaft ins Wanken geraten. Viele Frauen sind in der Schwangerschaft schutzbedürftiger, emotionaler und haben «näher am Wasser gebaut». Damit sind sie abhängiger vom Partner.

Dieses neue Ausbalancieren-Müssen hat natürlich Auswirkungen auf die Sexualität. Manchmal wird die sexuelle Hinwendung zum Partner dazu benutzt, eine nicht mehr stimmige Bilanz oder Balance auszugleichen. Einer der Partner vergrößert seine Macht, indem er häufiger «nein» sagt, wenn der andere Sexualität mit ihm will. Oder einer hat schon immer darunter gelitten, zuviel Verantwortung in der Partnerschaft zu haben, dann genießt er oder sie jetzt die entlastende Wirkung der neuen Situation und kann sich deshalb auch leichter auf den anderen einlassen.

Ein erschüttertes Gleichgewicht muß nicht unbedingt von Nachteil sein, es kann sogar als positiv und bereichernd für die Beziehung erlebt werden: «Das Vertrautheitsgefühl habe ich stärker empfunden», erzählt Maria von sich und ihrem Mann, «ich dachte, wenn er ein Kind von mir haben will, muß er ja zu mir stehen. Das hat mir sehr gutgetan.» Die Auswirkungen auf die gemeinsame Sexualität liegen auf der Hand. Maria wird zwar von ihrem Mann in finanzieller Hinsicht abhängiger, aber sie kann über die Aufwertung als Frau («Jetzt bin ich bald Mutter») eine größere Unabhängigkeit lernen. In der Sexualität besteht dann für die Frau die Chance, fordernder zu werden, sich besser abgrenzen zu lernen, ihre Bedürfnisse deutlicher zu äußern.

Andererseits kommt es aufgrund der neuen gemeinsamen Aufgabe und Verantwortung als Eltern meist zu größerer Nähe und Intimität zwischen den Partnern. Susanne ging es so: «Ich habe die Innigkeit und Nähe gesucht, und anfangs hat mein Freund die Nähe sehr stark geteilt. Er fand es toll, wie mein Körper sich verändert hat.» Die neu hinzugewonnene Nähe kann aber auch Probleme erzeugen, wie bei Andreas' zweiter Beziehung (die erste ging nach der Geburt des gemeinsamen Kindes auseinander): «Das Kind erzeugte mehr Druck, mit ihm zusammenzubleiben, d. h. auch, mehr Sex zu haben. Ich wollte, daß jetzt alles gut wird, und dachte: nicht noch mal eine Trennung mit Kind.» Hier ist die Umstellungsfähigkeit der einzelnen Partner gefragt. Gelingt es ihnen, die veränderten Verhältnisse in der

Partnerschaft wieder ins Gleichgewicht zu bringen und sie als neue Realität zu akzeptieren, kann das eine Beziehung enorm festigen.

Ein immer wieder zu beobachtendes Phänomen stellt auch das Gefühl des Sich-zurückgesetzt-Fühlens dar, und zwar bei Mann und Frau.

Frauen müssen die Anstrengungen von Schwangerschaft und Geburt übernehmen. Läuft alles glatt, erleben sie das als Bereicherung. Negative Gefühle wie Aggression, Wut und Neid auf den Mann stellen sich um so eher ein, je unangenehmer, schmerzhafter und beeinträchtigender der Zustand der Schwangerschaft ist. Wie eine Frau mit der naturgegebenen, ungerechten Aufteilung der Lasten umgeht, hängt nicht zuletzt davon ab, wie sie gelernt hat, mit Gefühlen der Ohnmacht, des Ausgeliefertseins, der Benachteiligung, des Neides, der Unterlegenheit umzugehen. Intuitiv versuchen einige Frauen, die Balance von Geben und Nehmen wiederherzustellen, indem sie jetzt mehr von ihrem Partner erwarten, verwöhnt und umsorgt zu werden. Martina ging es auch so: «Er holte mir nachmittags immer meinen Lieblingskuchen mit Sahne; wenn er schon die ganze Sache nicht tragen mußte, sollte er wenigstens was für mich tun.» Versteht der Partner diese Signale richtig, ist das sicherlich ein gutes Mittel, um das entstandene Ungleichgewicht auszubalancieren. Schwieriger wird es jedoch, wenn ein Mann nicht nachvollziehen kann, warum er plötzlich jeden Nachmittag durch die halbe Stadt fahren muß, um die Spezialwünsche seiner Frau zu erfüllen, «bloß» weil sie schwanger ist... Auch für Andrea war dies ein wichtiger Punkt, nicht zuletzt auf die gemeinsame Sexualität bezogen: «Ich wollte, daß er immer für mich da war, daß er mich umsorgt und betüddelt, er hätte mehr auf mich eingehen sollen. Er hätte offener sein müssen, z. B. auch in den Gesprächen über unsere Sexualität.»

Doch nicht nur die Wünsche nach stärkerem Umsorgtwerden intensivieren sich, sondern auch die Bedürfnisse nach mehr Austausch: «Ich wollte, daß er mich mehr als Schwangere sieht, mehr auf meine Empfindungen eingeht», erzählt Michaela, «ich hätte mir mehr Austausch über ganz alltägliche Dinge gewünscht, wenn ich z.B. unsicher war oder wenn ich einfach schöne Dinge machen wollte. Auch ein stärkeres Müßigsein wäre schön gewesen, z.B. mal Enten füttern im Park.»

Es geht also um die Würdigung und Wertschätzung der Situation der Schwangeren: «Ich hatte das Gefühl, mein Mann sah mich nach wie vor als Ehefrau und Partnerin. Er hatte die Rolle als Mutter noch nicht verinnerlicht», faßt Bettina die Situation zusammen.

Probleme in der Beziehung entstehen dann, wenn eine Frau es sich nicht erlaubt, sich ihrem Partner von dieser Seite zu zeigen. Das kann auch zu Spannungen in der Sexualität führen. Denn es entsteht ein Konflikt zwischen dem Wunsch der Frau, sich fallenzulassen, umsorgt und behütet zu werden, und dem Wunsch, weiterhin unabhängig, autonom und stark zu sein.

Der werdende Vater wird damit konfrontiert, daß seine Partnerin plötzlich sehr viel mehr Aufmerksamkeit bekommt als vorher. Eine Schwangerschaft veranlaßt Freunde, Bekannte und Außenstehende meist dazu, sich immer nur nach dem Kind und dem Befinden der Mutter zu erkundigen, während vom werdenden Vater erwartet wird, daß er hilfreich und unterstützend im Hintergrund tätig ist, ohne daß dies besonders gewürdigt wird. Manche Väter haben keine Probleme, die «zweite Geige» zu spielen, andere Männer empfinden diese Konzentration der Aufmerksamkeit als Entthronung, Kränkung oder Zurücksetzung. Daraus entstehende Wut, Enttäuschung, Aggression und Ärger erweisen sich meist als unvereinbar mit einer entspannten, hingebungsvollen Atmosphäre, die für eine befriedigende Sexualität notwendig ist.

Wann haben wir als Paar gute Chancen?

Beziehungen, die sich schon in anderen Belastungssituationen bewährt haben, scheinen die vielfältigen Veränderungen während einer Schwangerschaft besser bewältigen zu können. Das zeigt sich dann auch in der Sexualität, die als höchst empfindliches Meßinstrument auf Belastungen und Störungen zwischen Menschen reagiert. Bei Martina, die während ihrer ganzen Schwangerschaft an einem Bandscheibenvorfall litt, gab es durch diese Belastung nur eine Veränderung: Ihr Mann und sie erfanden neue sexuelle Praktiken, ihr grundsätzlich gutes Verhältnis wurde jedoch nicht tangiert: «Die ganze Schwangerschaft über stand ich vor der Wahl, entweder das Kind zu schützen (durch Nichteinnahme von Medikamenten) oder Qualen zu erleiden. Wir hatten keinen ‹normalen› Verkehr, haben aber andere Sachen gemacht, was auch sehr schön war, zumal mein Mann mich sehr verwöhnt und beschützt hat.» Nicht das Ausmaß an Veränderungen und Belastungen durch eine Schwangerschaft bringt Probleme in der Beziehung und Sexualität mit sich, sondern die konkreten Bewältigungsmechanismen, die dem Paar oder auch jedem einzelnen Partner zur Verfügung stehen. Wie die Partner gelernt haben, mit Krisen umzugehen, sich auf Neues, möglicherweise Unsicheres, einzustellen, ist entscheidend für diesen Lebensabschnitt. Das bedeutet allerdings auch: Das Funktionieren einer Beziehung ist nicht in jedem Fall eine Voraussetzung für die zufriedenstellende und «erfolgreiche» Bewältigung einer Krise:

Die Tragfähigkeit einer Beziehung hängt oft von den äußeren Bedingungen ab, in denen sie gelebt wird. Wer weiß schon, ob kinderlose Paare, die bis ins hohe Alter zusammenbleiben, dies auch mit mehreren Kindern und all den Einschränkungen, die das mit sich bringt, geschafft hätten? Andererseits gibt es auch Paare, deren Beziehung vielleicht nur durch die Existenz von Kindern überlebensfähig ist bzw. überlebt.

Wie machen Sie das Beste aus der Schwangerschaft?

Da jede Schwangerschaft dafür sorgt, daß erst einmal vieles «auf den Kopf gestellt» wird, was bisher vertraut war, hat dies zwangsläufig einen Einfluß auf unsere Sexualität. Wenn unser Leben und unsere Zukunft auf dem Kopf stehen, wird unsere Sexualität nicht so tun, als wäre nichts gewesen, dafür sind wir Menschen. Selbst eine Maschine wird nur mit halber Kraft laufen, wenn wichtige Einzelteile ihren Dienst aufgeben. Dies um so mehr, als die Intimität zweier Menschen sofort auf «Schwingungsänderungen» reagiert. Im sexuellen Bereich können sich diese Veränderungen auf die Quantität und/oder die Qualität der sexuellen Begegnung auswirken.

Die Frequenz des intimen Beisammenseins nimmt in der Schwangerschaft meist eher ab, schon alleine aufgrund der körperlichen Begrenztheiten, die diese Zeit mit sich bringt, ganz zu schweigen von den vielen seelischen Veränderungen, die es zu verarbeiten und zu verkraften gilt. Die körperlichen, seelischen und geistigen Energien hierfür gewinnen Frauen – im Unterschied zu Männern – nicht aus der Sexualität, der innigen Verschmelzung mit dem anderen, sondern eher aus der Abgrenzung vom anderen und der Konzentration auf sich selbst. Frauen brauchen freie Kapazitäten, um sich auf Sexualität einzulassen, Männer gewinnen durch Sexualität Energien, die sie dann für andere Sachen einsetzen. (Ausnahmen gibt es natürlich.) Dies verstärkt die in Schwangerschaften sowieso vorhandenen Unterschiede zwischen Männern und Frauen. Und es führt dann zu Problemen, wenn die Partner diese Unterschiede nicht wahrnehmen oder danach streben, alles «auf einen Nenner zu bringen».

Qualitative Veränderungen beziehen sich auf die Art und Weise, wie die sexuelle Begegnung abläuft und wie sie erlebt wird. Tendenziell intensivieren und verstärken sich die sexuellen Empfindungen, natürlich unter der Voraussetzung, daß durch die Schwangerschaft nicht das «Aus» der Beziehung eingetreten ist und sich medizinische Komplikationen in Grenzen halten.

Check-up der Beziehung

Selbst wenn sich die Häufigkeit und/oder Quantität Ihrer sexuellen Beziehung reduziert, ist das nicht zwangsläufig negativ. Denn zunächst einmal handelt es sich um ein sehr menschliches Verhalten: die Anpassung an eine neue Situation. Welche Auswirkungen die veränderte Sexualität auf die Paarbeziehung haben wird, hängt nicht zuletzt davon ab, wie das Paar die «Anpassung» bewertet. Glaubt es, daß nach der Geburt sowieso alles noch schlimmer sein werde und dies auch der Normalfall sei, wird dies vermutlich eintreffen.

Um einer solchen «Selffulfilling prophecy» zu entgehen, sollte sich das Paar einige Fragen stellen:
–   Können wir uns über die erlebten Veränderungen austauschen?
–   Wie tolerant sind wir für die Situation des anderen?
–   Welche Möglichkeiten haben wir, Bedürfnisse aufzuschieben und mit Frustrationen und Entbehrungen umzugehen?
–   Befindet sich unsere Partnerschaft noch auf einem konstruktiven Weg?

Konkret auf die Sexualität bezogen, sollten die Partner über Folgendes nachdenken:
–   Sind die Probleme, unter denen wir leiden, immer zu 100 Prozent vorhanden?
–   Habe ich wirklich nie Lust? Oder gibt es Zeiten, in denen ich doch ein bißchen Lust verspüre?
–   Was hat der andere in solch einer Situation anders gemacht? Was habe ich anders empfunden?

Auch wenn Lustgefühle manchmal einfach zu kommen und zu gehen scheinen, wann es ihnen beliebt, hat jeder Mensch die Fähigkeit, Bedingungen dafür zu schaffen, daß es der Lust leichter fällt, zu kommen oder zu gehen. Und darüber sollten Sie während der Schwangerschaft genauso nachdenken wie davor und danach.

Sexualität und Geburt. Die Geburt – ein sexuelles Erlebnis?

Daß Schwangerschaft und Sexualität einen inneren Zusammenhang haben, läßt sich für viele Menschen noch nachvollziehen, bei der Parallele Sexualität und Geburt fällt das den meisten schon erheblich schwerer. Und doch behaupten zumindest die beiden bekannten französischen Geburtshelfer Frédéric Leboyer und Michel Odent mit großer Überzeugung: Gebären und Liebe-Machen seien ein und dasselbe Erlebnis:

«Die Geburt ist der emotionale und sexuelle Höhepunkt der Liebe… Die gleichen Organe und die gleichen Körperteile sind beteiligt. Und die Angst des kleinen Ich, überwältigt, mitgerissen und fortgeschwemmt zu werden. In der Liebe, der Sexualität und bei der eigenen Geburt, bei der uns eine phantastische Macht gepackt und mit aller Kraft ins Leben herausgedrückt hat.

Sexualität und Geburt sind der gleiche Vorgang. Gebären und Geboren-Werden sind eins. Die Geburt ist ein Liebesakt von ungeheurer Intensität. Bedrohend und faszinierend zugleich.» (Leboyer 1984, S. 220f.)

Auch Sheila Kitzinger, Anthropologin, Autorin vieler Bücher über Sexualität und Geburt und selbst Mutter von fünf Kindern, schließt sich dieser Meinung an und betont, daß die Geburt als große erotische Kraft erlebt werden *kann*. Sie fügt allerdings hinzu, daß Frauen und auch Männer nicht auf ein intensives sexuelles Erlebnis vorbereitet werden und die gegenwärtigen Geburtsbedingungen es uns zusätzlich schwermachen, die sexuelle Komponente der Geburt zu erleben. Die Geburt werde mittlerweile wie eine chirurgisch-medizinische Krise gestaltet, mehr als Hochleistungssport gesehen, bei dem durch die Ausschaltung oder Irritation des physischen Empfindens durch medizinische Eingriffe auch das sexuelle Gefühl verlorengegangen sei.

Die amerikanische Wissenschaftlerin Niles Newton äußert in ihrem Artikel «Die dreifach sinnliche Frau» («Psychology Today») aus dem Jahr 1971 ebenfalls die Ansicht, daß weibliche Sexualität drei «reproduktive Handlungen» umfasse, an denen mindestens zwei Personen beteiligt seien, nämlich Koitus, Geburt und Stillen. Demzufolge haben, so Newton, «Frauen… eine vielfältigere Erbschaft sexueller Lustempfindungen als Männer». Diese Erbschaft werde in unserem Kulturkreis unzulässig und eindimensional auf Koitus und Orgasmus eingeschränkt, Geburt und Stillen als sexuelles Erleben würden dagegen ignoriert.

Niles Newton brachte die Untersuchungen des amerikanischen Zoologen und Sexualforschers Alfred Kinsey über den weiblichen Orgasmus und die Beobachtungen des bekannten Geburtshelfers Grantly Dick-Read bei über 500 natürlichen Geburten in einen Zusammenhang und fand psychologische und physiologische Ähnlichkeiten, aus denen sie Wechselwirkungen ableitete:

«Was auf dem Entbindungstisch geschieht, steht in einer eindeutigen Beziehung zu dem, was sich später im Ehebett abspielt.» (Ebd.) Die Umkehrung stimmt für Newton ebenfalls: Was sich sexuell im Ehebett abspiele, stehe auch in eindeutiger Beziehung zu dem, wie später Geburt «passiere» und erlebt werde. Und «eine Mutter-Kind-Beziehung ohne genußvolles Stillen ist in einigen Punkten vergleichbar mit einer Ehe ohne lustvollen Sex» (ebd.).

Müßte sich die sexuelle Liebe zwischen Mann und Frau unter den gleichen Bedingungen wie die normale Krankenhausgeburt entfalten, halböffentlich, reglementiert, kommentiert und assistiert von Hilfspersonal, das nachschaut, wie weit wir sind und ob wir alles richtig machen, könnten wir uns auch hier an orgiastische Gefühle bald nicht mehr erinnern. Doch ein diffuses Gefühl, daß wir uns nicht recht wohl gefühlt haben, bliebe.

Die angeführten Zitate sind provozierende Gedanken, die in unseren Breitengraden meist erst einmal auf Abwehr und Befremden stoßen. Sie sind ungewohnt und grenzen fast an eine Tabuverletzung. Zu tief steckt in uns die Festschreibung: «Mit Schmerzen sollst du gebären» (und anderes sollst du dabei nicht empfinden). Das sagt die Bibel, das hat auch die eigene Mutter meist bestätigt. Fast scheint es wie eine leichtfertige pubertäre Opposition, gegen die Dreifaltigkeit Bibel–Mutter–Vaterarzt neben dem Leid auch die Lust im Geburtsakt etablieren zu wollen.

Es gibt einen ausgeprägten, historisch gewachsenen Widerstand dagegen, Schwangerschaft, Geburt und Nachgeburtsperiode als Teil der weiblichen Sexualität zu sehen und dem Geburtsgeschehen damit auch einen Lustanteil zuzubilligen.

Jahrhundertelang wurden Genuß und Lust aus der weiblichen Sexualität ausgeklammert. Frauen ließen die «Beiwohnung» körperlich geschehen, sie waren gesetzlich zum Beischlaf verpflichtet. Selbst die Psychoanalyse blieb davon nicht unbeeinflußt. So gab es unter den frühen Analytikerinnen Hypothesen, daß Frauen nicht selbst aktiv körperlich lieben, sondern sich lieben lassen und daß der Orgasmus nur ein Teil der männlichen Sexualität sei und die wirklich weiblichen Frauen keinen orgastischen Höhepunkt kennen (Helene Deutsch). «Frostigkeit» (Löwenfeld 1903, S. 11) bei gebildeten Frauen, heute Frigidität genannt, war damals durchaus erwünscht und ein Gütesiegel der anständigen Frau.

Auf diesem Gebiet gab es also jahrhundertelang viel Pflicht und wenig Lust, und in enger Gemeinschaft damit war die Lust am Geburtsakt ebenfalls tabu. Man ahnt unser preußisch-christliches Erbe: Wirkliche Leistung – auch bei der Geburt – ist an Mühsal und Plage geknüpft, Lust und Spaß sind verdächtig und verwerflich – außer im rheinischen Karneval; aber selbst da sollte der Rheinländer sie sicherheitshalber im Anschluß mit 40tägigem Fasten abbüßen.

Sexualität und Geburt aus weiblicher Sicht

Wie beantworten heute Frauen, die geboren haben, die Frage nach der sexuellen Seite der Geburt? Ich fragte Frauen in verschiedenen Kursen, ca. drei Monate nach der Entbindung. Bei vielen löste die Frage Befremden, Verwunderung, Abwehr und Belustigung aus, vielen war die Fragestellung auch neu.

«Sexualität ist das Letzte, woran ich gedacht habe, ich dachte eher, die bringen mich um.»

«Mir war es völlig egal, wo ich war und wo das Kind rauskam. Die hätten mich auch im Hörsaal entbinden können. Ich wollte nur, daß es zu Ende geht.»

«Meine Hebamme hat mich abgeschottet gegen die Außenwelt, wir waren mit meinem Mann allein, und ich fühlte mich so frei wie noch nie, völlig ohne Schamgefühl. Aber ich glaube nicht, daß einer von uns ein sexuelles Gefühl dabei hatte.»

«Ich habe gelitten, und das hat alle anderen Gefühle überdeckt.»

«Ich hatte ein sexuelles Gefühl, aber ein negatives. Ich lag auf dem Flur, weil die Kreißsäle belegt waren, und hatte den Eindruck, daß jeder Arzt, der vorbeikam, mich vaginal untersuchte. Ich kam mir vor wie ein Fahrkartenautomat, wo jeder ungefragt sein Billet einschieben darf. Es war schrecklich.»

Einige Frauen räumten die Möglichkeiten eines Zusammenhangs von Sexualität und Geburt ein, aber sie gaben an, ihn selbst nicht erlebt zu haben:

«Vielleicht gibt es eine sexuelle Seite, aber bei mir standen die Schmerzen total im Vordergrund.»

«Vielleicht hätte die Nähe zu meinem Mann in einer anderen Umgebung auch eine sexuelle Note bekommen können, aber unter den gegebenen Umständen war keine Gelegenheit, so ein Gefühl zu entfalten.»

Ich fragte eine Hebamme, die selbst gerade ihr erstes Kind entbunden hatte:

«Mein Gefühl sagt mir, Sexualität und Geburt hängen ganz eng zusammen, aber es ist ein Gefühl, das ich nicht erklären kann. Wenn ich im Kreißsaal arbeite, empfinde ich aber keine sexuelle Atmosphäre, eher freundschaftliche Nähe oder Sachlichkeit. Bei der Geburt meines Sohnes war ich so mit den Schmerzen beschäftigt, daß ich nichts anderes wahrgenommen habe.»

Auch eine junge Narkoseärztin mit einer drei Monate alten Tochter äußert sich so. Es gibt also noch eine verschwommene Ahnung von Zusammenhängen, die gefühlt, aber meist nicht mehr formuliert werden können.

Eine 34jährige Psychologin und Mutter von zwei Kindern bejahte dagegen die Frage sehr entschieden: «Für mich war besonders die zweite Geburt eindeutig ein sehr intimes, intensives Liebeserlebnis. Ein gemeinsames, sehr existentielles Grenzerlebnis zwischen mir und meinem Mann, punktuell auch sehr sexuell. Es war wichtig, daß mein Mann dabei war. Es gab Augenblicke, in denen ich keine Kräfte mehr hatte, in denen ich mich nicht mehr allein koordinieren konnte und ich den Eindruck hatte, die Atmung meines Mannes leitet mich. Das hatte wirklich etwas von eigener Grenzauflösung und Vereinigung mit ihm. Zu Anfang waren wir lange allein, wir standen hintereinander, und ich erinnere mich, daß ich die Wehen in kreisenden Bewegungen verarbeitet habe, das habe ich stark erotisch empfunden. Die Wehen hatten eine Rhythmik und einen Höhepunkt, die Realität löste sich teilweise auf, und ich war hinterher auf eine sehr befriedigte Art erschöpft. Das hat mich schon sehr an Sexualität erinnert.»

Auch für Angela, eine 36jährige Malerin, die ihre zwei Kinder zu Hause geboren hat, ist Gebären ganz eng und eindeutig mit Sexualität verknüpft: «Gebären ist Sexualität, vehementeste Sexualität sogar. Allein die Geräuschkulisse macht das ja schon deutlich. Ich habe dabei die gleiche Lust am Mich-Öffnen und das gleiche Hingabegefühl erlebt, wie wenn ich mit meinem Mann schlafe. Ein rhythmisches, wellenartiges Immer-weiter-Werden. Mich haben immer wieder euphorische Glücksgefühle überkommen, wie ich sie vom Geschlechtsverkehr her kenne. Ich habe die Wehen auch nicht als wirklich schmerzhaft erlebt. Da war ein intensives Dehnen und Ziehen, aber das kam in meinem Kopf nicht als Schmerz an. Ich hatte viel Vertrauen in die Natur. Dieses Ausgeliefertsein an die Naturgewalt, du kannst einfach nicht anders, nichts geht mehr außer Gebären, das hat mir keine Angst, sondern wirklich intensive Lust bereitet. Mein Mann hat mir Rücken und Brust massiert, ich habe diese körperliche Nähe sehr genossen. Auch diese wahnsinnige Energie beim Rausdrükken des Kindes, ich war wie in einer rauschhaften Trance. Das war sehr sexuell.»

Die Spannweite im Erleben der Geburt ist also groß, bewegt sich zwischen Angst und Euphorie, aber überwiegend liegt in den Antworten, die ich bekommen habe, der Schwerpunkt auf dem Angst- und Schmerzerleben.

Woher kommt diese Kluft zwischen dem, was an Geburtserleben möglich wäre, und der freiwilligen Selbstbeschränkung auf das, was die Krankenhausroutine und die medizinische Geburtshilfe zulassen – obwohl es so viele Frauen unzufrieden macht?

Die meisten der von mir befragten Frauen erlebten die Geburt als angstbesetzte Streßsituation, durch die sie hindurchmüssen, um zum Kind zu gelangen. Wir sind noch weit weg, die Geburt als «erotische Kraft» zu erleben, die für sich ein wünschenswertes Erlebnis ist.

Es ist schon erstaunlich, daß wir zwei Erlebnisse, die soviel frappierende Gleichheiten aufweisen, derart trennen, daß ein Zusammenhang kaum noch geahnt wird und teilweise Ähnlichkeiten geradezu vehement abgestritten werden. Die erotische Kraft eines guten Menüs zum Beispiel ist leichter zu akzeptieren als die erotische Kraft einer Geburt.

Übereinstimmungen

Bei Geburt und Sexualität bemühen wir uns sehr, keine Ähnlichkeiten und Wechselwirkungen zu sehen. Das ist um so unverständlicher, je mehr wir uns die Gemeinsamkeiten vergegenwärtigen:

– Bei der Sexualität und bei der Geburt sind dieselben Organe und Körperteile beteiligt.

– Beide Vorgänge setzen sich in Laute und Geräusche um, die sich über weite Strecken gleichen. Eine entspannt entbindende Frau hört sich an wie eine liebende Frau.

– Die Atmung wird schneller und tiefer, es kann zu Atemunterbrechungen kommen.

– Der Gesichtsausdruck zeigt wechselweise eine entrückte oder «gequälte» Miene.

– Unter guten Bedingungen finden wir unter der Geburt eine ähnliche Enthemmtheit in Bewegungen und Haltungen wie bei der Sexualität.

– Sexualität und Geburt gehen einher mit einer tranceähnlichen Entrücktheit, verbunden mit einer hohen Sensibilität und Störanfälligkeit im Erleben. Frauen sind leicht aus dem Rhythmus zu bringen.

– Bei beiden Vorgängen zieht sich der Uterus rhythmisch zusammen.

– Während des Geburtsvorganges löst sich der Schleimpfropf

im Gebärmutterhals; während der sexuellen Erregung kann sich der Ovulationspfropf auflockern und für das Sperma durchlässig werden (vgl. Marks/Johnson 1989, S. 109).

- Bei Sexualität und Geburt ist ein Dehnungsgefühl in der Scheide spürbar, das – unter guten Bedingungen – als sehr erregend empfunden werden kann.

- Nach einer gut verlaufenen Geburt sowie nach dem Orgasmus kommt es häufig zu hochgradig expressiven Glücksgefühlen – Weinen, Lachen etc.

- Es läßt sich bei beiden Vorgängen ein ähnlicher Hormonstatus nachweisen: Mit dem Orgasmus und mit den Wehen ist eine Ausschüttung des Hormons Oxytocin verbunden, die die Gebärmutterkontraktionen bewirkt. So nennen es der französische Geburtshelfer Michel Odent und die amerikanische Wissenschaftlerin Niles Newton auch das «Liebeshormon», weil es als erotischer Stimulus in vielen Zusammenhängen zu finden ist: Oxytocin beeinflußt das Vorspiel in der sexuellen Liebe, es schwächt vorübergehend das Gedächtnis und erleichtert so das Sich-selbst-Vergessen, es löst beim Stillen den Milchspendereflex aus, und es ist in der Muttermilch enthalten; darüber hinaus wird vermutet, daß während des Essens der Oxytocinspiegel ansteigt.

Es gibt nun zwei Möglichkeiten, mit dem Gewahrwerden so vieler Gemeinsamkeiten umzugehen: Wir akzeptieren sie oder wir lehnen sie ab. Nehmen wir die Gemeinsamkeiten an, müssen wir für Geburt und Sexualität ähnliche Bedingungen schaffen. Ignorieren wir die Übereinstimmungen, werden wir viele Anstrengungen unternehmen, die Ähnlichkeit von Sexualität und Geburt nicht auffällig werden zu lassen und den Faktor Lust aus dem Entbindungszimmer zu verbannen. Zum Beispiel dadurch, daß die Schwangeren in den großen Krankenhäusern anonymisiert und gleichgeschaltet werden: Bei der Geburt wird der weibliche Körper durch standardisierte kindliche Kleidung, die sogenannten «Flügelhemdchen», verkindlicht und durch die Rasur der Schamhaare der Körper neutralisiert und entblößt. Die unfreiwillige Rasur dieses intimen Bereiches hat etwas ähnlich Demütigendes wie das Kahlscheren der Köpfe männlicher Gefangener in verschiedenen Ländern. Hinter der – offiziellen – Begründung mit Hygiene verbergen sich immer auch Motive der Bemächtigung und Unterwerfung der fremden Individualität; darüber hinaus werden Frauen auf schmale Kreißsaalbetten fixiert, die die Verarbeitung von Wehen durch Bewegung kaum zulassen, und man versucht, die Gebärgeräusche, Laute und Töne durch Medikamente einzudämmen.

Entfesselte Frauen

Die Routinehandlungen in den Kreißsälen komplizieren die psychische Situation der Gebärenden ungemein. Auch wenn ich natürlich die Schwierigkeiten und Grenzen der Institution Krankenhaus sehe, möchte ich einmal die folgende Vision weiter ausspinnen: Frauen bringen frei, selbstbestimmt und ungehemmt, mit sinnlichen oder exstatischen Gefühls-, Laut- und Lustausbrüchen ihre Kinder zur Welt. Zehn Frauen pro Tag im Durchschnitt. Welch eine Kumulation weiblicher Potenz. Das wäre eine Stimmkulisse, eine Gefühlsdichte, eine sinnliche Atmosphäre, die möglicherweise einen tiefen Eindruck von Unkontrollierbarkeit, Entfesselung und Angst bei den geburtshilflichen Betreuern auslöste, gefährlich nah an der Vorstellung, sich in einem Tollhaus, positiv ausgedrückt in einem Freudenhaus statt in einem Krankenhaus zu befinden.

Eine selbstbestimmt gebärende Frau unter Hausgeburtsbedingungen ist für Geburtshelfer zu verkraften, *zehn* pro Tag im Krankenhaus schaffen schon in der Vision eine Grenzsituation, auf die unser Vorstellungsvermögen nicht vorbereitet ist.

Ein Vorgeschmack auf die Wirkung entfesselter Frauen war in deutschen Krankenhäusern in den 70er Jahren zu erleben, als türkische Frauen zunehmend in Krankenhäusern entbanden und sich mehr Dynamik und Lautstärke in den Kreißsälen ausbreitete.

Ältere Hebammen erzählen, daß es als Reaktion darauf einen Wettstreit unter dem medizinischen Personal gab: Wer hat den leisesten Kreißsaal? Damals sorgte die gerade ihren Siegeszug antretende Rückenmarksspritze wieder für Ruhe, mit Zustimmung vieler Frauen, die sich damals durch die Periduralanästhesie einen Ausweg aus ihren Gebärnöten erhofften.

Eine orgiastische Frau ist nicht unbedingt jedermanns Geschmack, sie hat auch etwas Bedrohliches, weil Selbsttätiges, und eine sinnlich gebärende oder stillende Frau kann ebenfalls unangenehme Assoziationen wecken. Festgesetzte Gebärzeiten, dämpfende Medikamente, festgelegte Stillzeiten und der «verordnete Kindesentzug», die ganz normale Trennung von Mutter und Kind in vielen Krankenhäusern, lassen aufkommendes Vergnügen oder einen Keim von Sinnlichkeit schnell wieder verschwinden.

Mehr Intimität wagen

Leboyer kleidet die Beseitigung der Intimität und damit auch der erotischen Hingabe an das Geburtsgeschehen in drastische Worte:

Krankenhäuser, nackt vor vielen Augen, auf dem Rücken liegend wie ein wehrloser Gefangener, angefaßt von vielen fremden Händen, unter gleißenden Scheinwerfern, Spritze im Arm, Nadeln im Rücken –
schwierig, sehr, sehr schwierig.
Wenn nicht unmöglich.
500 Leute schauen dir zu, wie du kackst.
(Leboyer 1984, S. 234)

Im Kern unlösbar wird die Situation für Frauen und Männer deshalb, weil sie zwei entgegengesetzte Forderungen und Bedürfnisse erfüllen wollen und sollen: Die Gesellschaft verlangt einerseits für den einen Pol, die Sexualität, Intimität, Privatheit, eine gewisse Bedeckung und Verschwiegenheit. Das entspricht sicher auch dem tiefverwurzelten Bedürfnis der meisten Menschen nach Ruhe, Frieden und einer Ausschaltung des Normal- und Alltagsbewußtseins da, wo sie sich körperlich und seelisch nackt und ohne Maske zeigen, bei Liebe, Geburt und Tod.

Der Geburtsvorgang wird nun aber aus dieser Einheit herausgelöst, und hier soll nun alles anders sein: Die Schwangere (und ihr Mann als ihr psychischer Beistand) soll ihren Körper und ihr Genitale – meist mehreren – Geburtshelfern zur Verfügung stellen, breitbeinig, ungeschützt, unbekleidet, die erogenen Zonen jederzeit der vaginalen Untersuchung zugänglich und oft grellem Licht ausgesetzt. Dabei soll sie auf Kommando («Entspannen Sie sich doch!») «normal» und entspannt bleiben mit der Bereitschaft, sich zu öffnen, sich zu zeigen und alles zu geben. Diese Aufgabe ist mindestens so schwer wie die Quadratur des Kreises und deshalb fast so schwer zu lösen.

Die Szenerie ist eine Überforderung, schafft eine psychische Streßsituation, produziert verständliche Spannungen und Fluchttendenzen und bringt mit einer gewissen Unausweichlichkeit verzögerte und erschwerte Geburtsverläufe mit sich. Das Schlimmste daran ist, daß Frauen und Männer damit einer guten, bereichernden Geburts- und Körpererfahrung beraubt werden.

Was geschieht, wenn wir bereit sind, die Zusammenhänge anzunehmen und die sexuelle und sinnliche Seite der Geburt ans Licht der Welt zu bringen?

Es passiert nichts Schlimmes, es muß sich nur einiges ändern.

Es steht zum Beispiel der gleiche Bewußtseinswandel wie im Bereich weiblicher Sexualität an. So wie die weibliche Sexualität in den letzten Jahrzehnten (noch nicht gänzlich) von der Pflicht befreit und um die Lust (auch noch nicht gänzlich) bereichert worden ist, muß die Geburt auch aus der einseitigen Festlegung auf Schmerz und Pflicht erlöst werden.

Wenn der normale Geburtsakt endlich beides sein darf, Lust und Schmerz, schmerzliche Lust, dann muß sich auch die gegenwärtige Geburtshilfe in den industrialisierten Ländern radikal ändern. Mehr Intimität, Michel Odent nennt es «privacy», in die Geburtssituation zu bringen, wären seiner Meinung nach wahre gegenkulturelle und revolutionäre Vorschläge. Zwar sind in den letzten Jahren einige Veränderungen in der Geburtshilfe in dieser Richtung zu verzeichnen, aber die Intimität, die zum Gebären notwendige «Privatheit», kommt in den Krankenhäusern immer noch zu kurz.

Wenn Schwangerschaft, Geburt und Nachgeburtsperiode als Teil des gesamten Sexual(er-)lebens gesehen werden, dann liegt es nahe, daß routinemäßiges medizinisches Eingreifen in den einzelnen Geburtsphasen das gesamte Sexualleben beeinflussen kann.

Leider sind die Zusammenhänge zwischen Geburt und Sexualität ein noch weitgehend unerforschtes Feld und meines Wissens bisher nicht Gegenstand ernsthafter wissenschaftlicher Untersuchungen. Deshalb sind wir auf Hypothesen und das Zusammentragen von Alltagserfahrungen über die Wechselwirkung von Sexualität und Geburt angewiesen. Es fehlen z. B. Studien über die veränderten Bewußtseinszustände während Geburt und Orgasmus oder über den genauen Hormonzustand Liebender und Gebärender. Würden diese Zusammenhänge endlich untersucht und stichhaltig nachgewiesen, wären das wichtige Erkenntnisse, die den Frauen helfen könnten, sich den existentiellen Bereich der Geburt anzueignen und auf angemessene Art zu gestalten.

Die Wiedervereinigung von Lust und Geburt

Was ist also zu tun? Die Lust muß auch in der Geburt wiederentdeckt werden. Wir dürfen Geburt und Sexualität, diese für uns ungewöhnliche Paarkonstellation, nicht länger auseinanderdividieren. Wir sollten uns diese eigentliche Einheit gedanklich und gefühlsmäßig zurückerobern. Die Geburt ist nicht das Herauspressen einer Leibesfrucht, sondern ein sinnliches, erotisches und sexuelles Erlebnis mindestens zweier Menschen (mindestens der Mutter und ihres Kindes), das eigentlich nicht in die Öffentlichkeit gehört. Und wenn es schon dort stattfinden muß, weil es gegenwärtig die gesellschaftlichen Umstände so verlangen, dann unter möglichst intimen Bedingungen, die Schamgefühle ebenso wie ekstatische Freude oder Trauer, also die gesamte weitgespannte Gefühlspalette der gebärenden Frau (und ihres Partners), zulassen. Es muß klar sein, daß jeder kasernenhofmäßige Ton, jede kalte oder harte Berührung, jedes Gefühl der Entwürdigung oder des Ausgeliefertseins auch ein Angriff auf unser Sexualleben, ein sexueller Vertrauensbruch ist. Jeder überflüssige oder unsachgemäße Dammschnitt, jeder gedankenlose medizinische Eingriff ist wie ein Dorn in unserem sexuellen Empfinden, der schmerzt, auch wenn die Ursache irgendwann scheinbar vergessen wird. Viele von uns sind zwar hart im Nehmen und stecken einiges weg, aber es bleiben doch Narben, die in intimen Situationen (unbewußt) immer wieder weh tun.

Also, schützen Sie Ihr Sexualleben, indem Sie Ihre Geburt schützen!

Schaffen Sie sich – soweit es geht – Bedingungen, die Ihre Empfindungen achten. Seien Sie in der Wahl Ihres Entbindungsortes anspruchsvoll, wählen Sie die Personen, die Sie begleiten, sorgfältig aus. Nehmen Sie mit, was Ihnen Vertrauen und Sicherheit vermittelt, und wenn es der eigene Bettbezug, ein Kuscheltier, ein Buch oder was auch immer ist.

Bereiten Sie sich auf die Geburt gut vor!
Nehmen Sie sich ernst!
Für sich, für Ihr Kind und für Ihr Sexualleben.

Sexualität nach der Geburt –
Erotik im Exil?

Wenden wir uns jetzt dem letzten Teil der Trilogie Schwangerschaft – Geburt – Nachgeburtsperiode und ihrer Wirkung auf
Sexualität zu.

Obwohl ich vorsichtig bin im Umgang mit Zahlen und Statistiken, die die Sexualität betreffen, möchte ich hier doch ein Um-
frageergebnis anführen, das eine Tendenz unter jungen Eltern
sicher recht realistisch wiedergibt.

Rund 6000 Leser und Leserinnen antworteten Anfang 1995
auf eine Umfrage der Zeitschrift «Eltern» zum Thema «Wie
zufrieden sind Sie mit Ihrem Sex nach der Geburt?» Nach Aus-
wertung der Zuschriften kam die Zeitschrift zu dem Ergebnis:
Die Sexualität verändert sich zwar, aber nicht unbedingt zum
Schlechteren.

Trotz dieser doch recht optimistischen Gesamtaussage nann-
ten immerhin ca. 40 % der Frauen Unlust als ihr Problem. Etwa
60 % waren mit ihrem Körper unzufrieden. Also rund zwei Drittel
der Frauen werden von Unlust geplagt oder fühlen sich in ihrem
Körper unwohl, der ja der Vermittler der Lust, das Kontaktorgan,
die Brücke zum andern ist. Eine sperrige Hypothek für die Sexualität, denn wenn mir das Kleid nicht gefällt, in dem ich er-
scheine, werde ich mich unsicher und gehemmt fühlen. Ich bin
weniger auf «Mich-Öffnen», «Mich-zeigen-wie-ich-Bin», eingestellt, sondern werde für eine gewisse Neigung zum Verbergen
und Kaschieren von (vielleicht nur eingebildeten) Schwachstellen
anfällig sein.

Knapp ein Drittel der Frauen gab an, mehr Lust als je zuvor zu
haben (wobei das eine relative Aussage ist, da wir nicht wissen,

wie groß die Lust vorher war, lag sie bei 0,5 oder 99 Prozent?). 84 Prozent der befragten Paare schliefen nicht mehr so häufig zusammen, 40 Prozent davon ein- bis viermal im Monat, 25 Prozent fünf- bis sechsmal monatlich und ein Drittel zweimal die Woche und mehr. Die geringeren Sexualkontakte wurden meist auf Streß und Müdigkeit zurückgeführt. Unterschiedliche sexuelle Bedürfnisse waren jedoch auch in der Hälfte der Ehen ein Thema.

Laut Umfrage haben viele der befragten Eltern Verständnis für die Situation und bevorzugen sexuelle Qualität statt Quantität. 40 Prozent bezeichneten ihre Partnerschaft als «sehr gut», ca. 50 Prozent als «gut». 10 Prozent waren enttäuscht. Die Durchschnittsdauer der Beziehung der von «Eltern» befragten Paare lag bei acht Jahren. Es lag also eine gewisse Übung in Partnerschaft vor.

Die «Eltern»-Redaktion wertete diese positive Einschätzung der Partnerschaften als Ausdruck der realistischen Erkenntnis, daß es Hoch-Zeiten und Durststrecken gibt und die Paare dies akzeptieren, ohne die Liebe zu verlieren.

Andererseits kann man aus dem Ergebnis auch einen immer noch geringen Stellenwert der Sexualität – zumindest bei Frauen – für das positive Erleben einer Partnerschaft herauslesen. Anders ausgedrückt, eine Partnerschaft kann als gut erlebt werden, obwohl die Frau sexuell keine Lust auf ihren Mann hat. Die gemeinsame Alltagsbewältigung, die Kinderversorgung und die Lebensplanung haben Vorrang vor der Sexualität. Ich habe in den Sexualtherapien die Erfahrung gemacht, daß immer noch eine große Bereitschaft besteht, sich mit unbefriedigender Sexualität zu arrangieren und ihren Stellenwert für die eigene innere Zufriedenheit nicht hoch anzusetzen. Allerdings bedeutet diese Haltung meist eine Abwertung des Partners, der zum Sündenbock für die eigene Unzufriedenheit gemacht wird.

Der «Eltern»-Artikel entwirft ein rosiges Beziehungspanorama: 90 Prozent der Partnerschaften werden als «gut» bis «sehr gut» erlebt, 84 Prozent der Paare schlafen zwar weniger, aber dafür intensiver und besser miteinander und haben Verständnis für die gemeinsame Situation. Angesichts der hohen Scheidungsraten in der Zeit nach der Geburt von Kindern haben die «Eltern»-Leser und -Leserinnen offensichtlich ein glücklicheres Paarnaturell als die übrige Bevölkerung.

Wer also ist von der «völlig unerwarteten Beziehungskrise» nach der Geburt, «unter der vor allen Dingen die Sexualität zu leiden scheint», betroffen? (Schnack/Neutzling 1994, S. 373) Es stimmt zwar hoffnungsvoll, daß die von «Eltern» ausgemachte Tendenz Richtung «glückliche Beziehung» weiter zunimmt. Da aber immerhin 40 Prozent der Frauen das Thema «Unlust» kennen und das bei 60 Prozent von ihnen in enger Gemeinschaft mit dem Stichwort «Unzufriedenheit mit dem eigenen Körper» steht, scheint es mir wichtig, einige Hintergründe der Unlust und der sinkenden Sexualkontakte zu beleuchten.

Die Schwangerschaft ist vorbei, die Geburt vollbracht, das Kind ist da – damit hat sich für die meisten Paare ein großer Wunsch erfüllt. Aber es ist mittlerweile bekannt, daß Wunscherfüllung und dauerhaftes Glücklich-Sein noch nicht automatisch zusammenfallen. Denn mit der Erfüllung des Wunsches ist eine neue Konstellation «Vater–Mutter–Kind» geschaffen worden, für die eine neue Lebensform gefunden werden muß. Diese Aufgabe gehen viele junge Eltern mit Elan und Euphorie an. Für viele Frauen und Männer, mit denen ich gesprochen habe, war die erste Zeit nach der Geburt mit dem Kind die glücklichste in ihrem bisherigen Leben, vorausgesetzt, es hatte bei Schwangerschaft und Geburt keine Komplikationen gegeben. Die meisten von ihnen haben diese Flitterwochen mit dem Kind als außergewöhnliche Zeit sehr genossen.

Aber Flitterwochen dauern naturgemäß nicht ewig, irgendwann kehrt man gemeinsam in den Alltag zurück, den viele Paare zumindest als anstrengend erleben und etliche eben als «völlig unerwartete Beziehungskrise». Die Zahl derer, die in eine echte Krise schliddern, ist meiner Erfahrung nach größer, als der zitierte «Eltern»-Artikel nahelegt.

Eigentlich hat diese Entwicklung eine so große innere Logik, daß man sich über die Krise nicht wundern, sondern sie nur bewältigen muß. Die Situation, in die das Paar gerät, ist so komplex, es wirken so viele Einflüsse auf die Situation ein, der Körper, das Kind, der Vater, die Mutter, die Umwelt, daß es eher ein Wunder ist, wenn Paare sozusagen «mit links» die Lage meistern.

Wie schon in der Einleitung dargestellt, vermindert sich die Sexualität bei vielen Paaren zumindest im ersten Jahr nach der Geburt auf monatlich einmal, es kann auch etwas mehr oder noch weniger sein, jedenfalls ist die Frequenz doch so gering, daß den Paaren die Veränderung auffällt und zum Nachdenken oder zu Auseinandersetzungen Anlaß gibt.

Die häufigste Konstellation ist die, daß die Frauen weniger Lust haben als die Männer, und hinter dem – nach meiner Erfahrung oft vordergründigen – Verständnis für die sexuelle Enthaltsamkeit, das die «Eltern»-Zeitschrift so hervorhebt, staut sich eine ganze Menge Groll an. Die anhaltende Abstinenz führt vor allem bei Männern zur Auflehnung gegen das Modell «geschlechtsloser Knuddelpapi» oder «sexuell ungewollter Ernährer und Beschützer von Mutti und Kind» (Schnack/Neutzling 1994, S. 374).

Die Situation kann zu aufgeheizten, verfahrenen oder unterkühlten ehelichen Verhältnissen führen, einem «ausweglos scheinende(n) Kreislauf aus gescheiterten Annäherungsversuchen, Frust, Verunsicherung und Rachegelüsten» (Schnack/Neutzling, ebd.). Was sind also mögliche Hintergründe des sexuellen Konflikts?

Was die Lust schmälert

In Paarberatungen erfahre ich oft die geringe Kenntnis über die Körper-Seele-Vorgänge nach der Geburt sowohl bei Männern als auch bei Frauen, deshalb soll hier die Situation noch einmal ausführlich beschrieben werden:

Auf seiten der Frauen gibt es eine Reihe lusthemmender Faktoren, so daß die so hohe Zahl von 40 Prozent junger Mütter, die sich mit dem Thema «Unlust» auseinandersetzen, nicht erstaunt. Da unser Körper das Medium ist, mit dem wir Sexualität leben und spüren, betreffen ihn die meisten Faktoren:

Schwangerschaft und Geburt sind für den weiblichen Körper eine Aufgabe und Anstrengung, denen er meistens gewachsen ist, die ihn jedoch an seine Leistungsgrenze bringen, d. h., nach der Hochleistung Schwangerschaft und Geburt ist der Körper erst einmal erschöpft. Vergleiche mit der Besteigung des Montblanc oder einem Marathonlauf sind gezogen worden, nur sind Bergsteiger und Marathonläufer körperlich meist sehr viel besser vorbereitet auf ihr Unternehmen als die Schwangere auf die Geburt. Entscheidend ist, daß nach der körperlichen Leistung sowohl Bergsteiger als auch Marathonläufer – nehme ich zumindest an – eine Phase der Erholung und Regeneration einlegen.

Für die Schwangere gilt das nicht, spätestens vier bis sechs Stunden nach der Geburt ist sie wieder gefordert und ab dann pausenlos in kurzen Rhythmen. Das zehrt an Leib und Seele. Der Bergsteiger, der sich mit durchwachten Nächten auf seinen nächsten Aufstieg vorbereiten müßte, würde das Unternehmen entweder verschieben oder an der ersten schwierigen Wand abstürzen.

Körperliche Faktoren bei der Frau

Schauen wir uns den Zustand des weiblichen Körpers nach der Geburt noch einmal genau an:

— Die Brust ist schwerer, größer, meist auch berührungs- und druckempfindlicher geworden, sie ist meist gefüllt mit Milch, die in passenden, aber auch unpassenden Momenten austritt. Sie ist kälte- und zugempfindlich, und viele Frauen bekommen einmal oder mehrfach Milchstaus oder sogar Brustentzündungen. Zustände, die signalisieren: «Geh achtsam mit mir um!» und zumindest unbewußt einen schonenden Umgang mit der Brust nahelegen. Die meisten Frauen schützen sich instinktiv durch größere Vorsicht und Pflege.

— Der Bauch hat seine Form meist auch verändert, möglicherweise ist er runder und weicher als vor der Schwangerschaft, vielleicht sind Schwangerschaftsstreifen zurückgeblieben, die zwar langsam verblassen, aber trotzdem sichtbar bleiben. Oder die Adern an den Beinen sind jetzt deutlicher gezeichnet als vor der Schwangerschaft. Diese Veränderungen registrieren Frauen sehr genau, viele werden unsicher und sind gehemmt, ihren Körper zu zeigen. Für eine gute Sexualität ist aber das Annehmen und Zeigen des Körpers fundamental. Ein neues Körperbewußtsein und -gefühl entwickelt sich langsam durch Gewöhnung und Umwertung bisheriger Schönheitsideale. Das ist nicht im Hauruck-Verfahren zu meistern, sondern braucht Zeit.

— Die inneren Geburtswege sind strapaziert und gedehnt, die Scheide hat wahrscheinlich feine Haarrisse, die brennen, und ist längere Zeit reibungsempfindlich. Sie hat durch den Durchtritt des kindlichen Kopfes extreme Dehnung und Reibung erlebt, Schleimhaut und Gewebe müssen sich wieder beruhigen, bevor die nächste Berührung und Reizung, wie z. B. bei der Sexualität, genußvoll erlebt werden kann.

- Meist kommt noch ein Dammschnitt hinzu, der, selbst wenn er oberflächlich verheilt ist, Zeit braucht, damit das Gewebe wieder empfindungsfähig wird. Bei Kaiserschnitten oder anderen chirurgischen Eingriffen ist die Heilungs- und Erholungsdauer natürlich noch erheblich länger.
- Schwangerschaft und Nachgeburtsperiode sind eine stark körperbetonte Zeit, die den Blick allerdings mehr auf das Innenverhältnis der Frau, also ihr körperliches Verhältnis zu sich selbst – was bewegt sich in mir, wie formt mich das äußerlich –, und weniger auf ihr körperliches Verhältnis oder ihren Körperkontakt zur Außenwelt lenkt.

Der Körper richtet und ordnet sich nach der Geburt innerlich neu, die inneren Organe, die durch die wachsende Gebärmutter in andere Positionen gedrängt wurden, bewegen sich in ihre Ursprungslage zurück. All dies geht nicht spurlos und unbemerkt vorüber, sondern die Frauen bemerken die Ortsveränderungen, die Vibrationen, das Ziehen, Drücken, Drängen im Unterleib. Auch dies ist keine erotische Bewegung auf den Partner zu, sondern notwendige Selbstbeobachtung und Selbstbeschäftigung, um den eigenen Körper wieder neu kennenzulernen und einzuschätzen.

- Ein weiteres Körperempfinden, das Frauen anführen, um Unlust zu begründen, ist die manchmal allumfassende Müdigkeit und Erschöpfung, so als hätte der Körper alle seine Ressourcen aufgebraucht. Gerade, wenn Kinder mehrmals in der Nacht aufwachen und Aufmerksamkeit beanspruchen, begreifen viele Frauen, daß fortdauernder Schlafentzug und Schlafunterbrechung Folter sein können. Wie eine Fata Morgana entsteht die Vision eines nicht unterbrochenen Tiefschlafs: Nichts mehr geben müssen, keine Verantwortung mehr für nichts und niemanden haben, nur noch ungestört schlafen dürfen wird zur größten Sehnsucht.
- Der Vollständigkeit halber seien hier noch die zunehmenden

Rückenschmerzen angeführt. Schon in der Schwangerschaft durch die extreme Belastung der Wirbelsäule angelegt, verstärken sie sich noch durch Fehlhaltungen beim Stillen, Kinderwagenschieben und das Tragen des immer größer und schwerer werdenden Kindes, so daß sich der Wunsch nach einer anhaltenden rückenschonenden Ruhestellung nachdrücklich meldet.

Folgt man Michel Odent (1994), dann sind Frauen nach der Geburt von zwei Hormonen stark beeinflußt, die nach einem Gleichgewicht suchen: dem Oxytocin, dem «Hormon der Liebe», das die Gebärmutterkontraktionen beim Orgasmus und beim Geburtsvorgang bewirkt. Es wird beim Stillen freigegeben und wahrscheinlich auch bei Mahlzeiten freigesetzt und erzeugt einen Bewußtseinszustand des Sich-selbst-Vergessens. Gemeinsam mit ihm wirkt das für die Milchproduktion zuständige Hormon Prolaktin, es zeichnet verantwortlich für den Nestbautrieb und für aggressives Verteidigungsverhalten bei säugenden Weibchen, es reduziert die Libido, d. h., es senkt das sexuelle Interesse. Hormonell ist die Frau wahrscheinlich ausgerichtet auf das Baby als ihr Liebesobjekt. Prolaktin soll einen Zustand der Untergebenheit, der weitgehenden Anpassung und einer gewissen Nervosität fördern und damit die Bedingungen für eine optimale Versorgung und damit Überlebenssicherung des Säuglings schaffen. Es schützt die Brut. Prolaktin-Knappheit durch kurze Stilldauer ist ein charakteristisches Merkmal unserer Gesellschaft und schafft, so Odents überdenkenswerte These, ein ungünstiges, wenig auf den Schutz von Kindern ausgerichtetes Klima.

Stillen die Frauen länger, ist zu vermuten, daß hormonell ihre Aufmerksamkeit mehr vom Mann abgezogen und auf das Kind gerichtet ist und ihr sexuelles Interesse gesenkt und zurückgestellt wird. Hier haben Männer und Kinder höchstwahrscheinlich entgegengesetzte Interessen.

Den Widerstreit zwischen sexueller und mütterlicher Liebe, den Odent auf der hormonellen Ebene beschreibt, erfahre ich auch in Beratungen, wenn Frauen nach der Geburt berichten, Sexualität sei ihnen im Augenblick zu «aggressiv». Der Charakter des erotischen Begehrens und der Sexualität zwischen Mann und Frau hat eine wilde, aggressive Dynamik, mit der Frauen in der Nachgeburtsperiode oft Schwierigkeiten haben. Sie ist ihnen zuviel. Die sexuelle Erregung entsteht aus der Vereinigung von Gefühlen der Liebe *und* der Aggression, dem Wunsch nach Nähe durch Vereinnahmung, durch Inbesitznahme des andern.

Diese aggressive Seite der Sexualität, die wir sowieso nicht gern akzeptieren und lieber tabuisieren, scheint besonders schwer in das weibliche sexuelle Erleben in der Nachgeburtsperiode integriert werden zu können. «Das Spiel mit Macht und Ohnmacht, Übergriff und Sich-Wehren, Risiko und Gefahr, und der Triumph über Gefahr, also aggressive Dynamik, sind wichtige Ingredienzien der Erotik», stellte der Sexualforscher Günter Schmidt fest (1994/95, S. 23), sie sind aber in der schutzbedürftigen Zeit um die Geburt herum ganz offenbar schlecht angesiedelt und werden deshalb häufig abgewehrt. Wenn man den Vorgang auf der hormonellen Ebene beschreibt, könnte man sagen, das «mütterliche Prolaktin» besänftige das aggressivere Oxytocin und nähme dadurch der Erotik die Schärfe. Das sind naheliegende, aber noch nicht ausreichend untersuchte Spekulationen, die so interessant sind, daß sie weiter erforscht werden sollten.

Dies ist der körperliche Zustand einer Frau zumindest im ersten Halbjahr nach der Geburt. Er ist nicht sexualitätsfördernd. Im Grunde genommen ist er genau das Gegenteil, eine Kontraindikation. Wer trotzdem miteinander schläft, ist wahrscheinlich sehr verliebt oder wurde kunstvoll verführt oder mehr oder weniger gezwungen.

Unbewußt, psychisch und hormonell gelenkt, wissen Frauen, daß die Sexualität der erste Schritt weg vom Kind (und natürlich im Kern hin zum Kind, zu einer neuen Schwangerschaft) ist, daß sie dafür körperlich noch nicht bereit sind, also umgehen sie das gefährliche Unterfangen in der Nachgeburtsperiode. Das ist der Urgrund ihres Verhaltens. Sie ernten dafür nur leider keine große Akzeptanz in unserer stark sexualisierten Gesellschaft.

Psychische Faktoren bei der Frau

Neben den körperlichen Faktoren, die die weibliche Aufmerksamkeit vom Geschlechtsverkehr abziehen, gibt es noch eine Reihe psychischer Gründe, die die Lust oder den Zugang zur zwischengeschlechtlichen Sexualität erschweren. Sie dominieren die Gedanken und Gefühle von Frauen, d. h., ihre Verarbeitung ist wichtiger als die Hinwendung zum Partner.

– Die körperliche Trennung von Mutter und Kind muß auch gefühlsmäßig vollzogen werden. Das geht einher mit Trauer über das Loslassen und Abgeben dieses Teils von mir an die Außen- und Umwelt. Das kann die rein räumliche Trennung betreffen – das Kind wandert vom Bauch in die Wiege –, aber auch das Übergeben des Kindes an andere Menschen. Im Mutterleib war das Kind weitgehend geschützt, die Welt draußen bietet nicht die gleiche Obhut und Sicherheit. Das aktiviert die Mutter zu erhöhter Aufmerksamkeit und Zuwendung.

– Die hohe Verantwortung für den Schutz und das Gedeihen des Kindes muß in eine angemessene und lebbare Form gebracht werden. Wie sehr diese Verantwortung Frauen beansprucht, wurde mir am Beispiel eines Traumes klar, den mir eine junge Mutter erzählte: Im Traum steht sie allein am Rand einer von großen Bäumen gesäumten Allee, ihr Kind im Arm, als sich plötzlich am Horizont die Detonation eines Atompilzes abzeichnet. Ihr Säugling schaut sie die ganze

Zeit über mit großen Augen an, die unverbrüchliches Vertrauen signalisieren. An dieser Stelle wachte die junge Mutter tief erschreckt auf mit dem Wissen, das in sie gesetzte kindliche Vertrauen nicht erfüllen zu können. Solche Erfahrungen bzw. Erlebnisse sind prägende Eindrücke, die die Grenzen des mütterlichen/elterlichen Vermögens schmerzlich aufzeigen.

– Mutter sein heißt, im herkömmlichen Sinn, uneffektiv sein. Es ist die Zeit der unabgeschlossenen Tätigkeiten. Das abendliche Resümee heißt: Mutter war tätig, das meiste war wichtig, aber es ist nichts richtig Vorweisbares dabei herausgekommen. Die klassische Sisyphusarbeit. Sie lebt in einem Ausnahmezustand, sie führt eine Sonderexistenz mit Sonderregeln, das macht eben ein bißchen sonderlich und wunderlich.

Diese – zumindest zeitweise – Regression der Frau in ein Mutter-Kind-Land, dieses Hinabtauchen in die «Ursprünge einfachsten Menschseins» mit dem Kind steht in starkem Kontrast zur Zeit- und Arbeitswelt sowie der Welt der Erotik. Sie wird kaum anerkannt und völlig unzureichend honoriert, was die Angst begünstigt, sich dort zu verlieren und den Anschluß zu verpassen. Angst vernichtet erotische Gefühle. Zumindest werden das erotische Begehren und die entsprechende Ausstrahlung durch dieses Gefühl, in der «wirklich wichtigen Welt», der hochdotierten und effektiven Erwachsenenwelt, nicht mithalten zu können, zumindest erheblich gedämpft.

– Ein großes Thema in dieser Zeit ist die Aktualisierung der eigenen Mutterbeziehung. Zum einen, weil es sich meist geradezu aufdrängt in Form der großmütterlichen Besuche. Denn deren Umgang mit dem Enkel ruft in jungen Müttern noch einmal die selbst genossene Erziehung wach und zwingt sie zur Auseinandersetzung damit. Zum andern möchten sich die meisten Frauen von dem bekannten Erziehungsstil abgrenzen und eigene auf die jetzige Zeit bezogene Erziehungsmaßstäbe finden. «War ich mit der eigenen Mutter zufrieden? Oder muß ich ein neues Mutterbild entwickeln? Welcher Typ Frau war überhaupt die Mutter? Lebte sie überhaupt ein Leben als Frau, oder war sie in erster Linie Mutter?» Auch das ist eine innerpsychische Auseinandersetzung, die geleistet werden muß, um die eigene Mutterrolle zu finden und zu erfüllen.

— Mütter haben in den meisten Fällen einen siebten Sinn für ihr Kind, alle Antennen sind in diese Richtung ausgefahren. Meldet sich der Säugling, werden alle Arbeiten oder Beschäftigungen unterbrochen. Dazu gehört auch die Sexualität. Die Kehrseite dieser fast gänzlichen Ausrichtung aufs Kind sind das ungute Gefühl, ständig verfügbar sein zu müssen, und das Wissen, daß man sich der totalen Beanspruchung kaum entziehen kann.

— Wird diese Verfügbarkeit ganz und ausschließlich gelebt, kommt es – neben der Befriedigung, die eine so exklusive Beziehung ja auch bedeutet – zu einem Gefühl der Einengung und Übersättigung an körperlicher Nähe, an Haut- und Körperkontakt. Dieses Zuviel an Nähe wird dann aber fast immer auf den Mann bezogen, d. h., er wird vom Körper der Frau ferngehalten, nicht das Kind.

— Menschen sind glücklich, wenn es in ihrem Leben eine Balance zwischen Geben und Nehmen gibt. In der Frühphase der Mutterschaft ist dieses Verhältnis unausgewogen, die meisten Frauen haben das Gefühl, zuviel zu geben und zuwenig zu bekommen, was in Beratungen oft in dem stereotypen Satz endet: «Immer geben, geben, geben, wenn mein Mann dann am Abend noch etwas von mir will, kann und will ich nicht mehr. Wenn Sexualität, dann nur so, daß ich mich hinlege und bedient werde. Am besten mit Orgasmusgarantie, ohne daß ich dafür etwas tun muß.» Für viele Frauen heißt

Sexualität immer noch, etwas zu geben und wenig zu bekommen. Ein unvorteilhafter, unattraktiver Austausch, bei dem das Gefühl überwiegt, zu kurz zu kommen.

Zählen wir zusammen, was Frauen nach der Geburt körperlich fühlen und was sie seelisch beschäftigt, kommen wir schnell zu dem Schluß: Dies ist eigentlich keine Zeit für Sexualität. Frauen sind viel zu sehr anderweitig beschäftigt. Um noch einmal auf unseren Bergsteiger von S. 95 zu kommen: Wenn seine Aufmerksamkeit so stark von so vielen anderen existentiellen Dingen in Anspruch genommen wird, ist er höchstwahrscheinlich zu unkonzentriert, als daß ihm die Gipfeltour gut glücken könnte. Er steht nun vor der Entscheidung: entweder sich ganz auf den Aufstieg zu konzentrieren und alles andere eine Zeitlang beiseite zu schieben oder den Höhenflug zurückzustellen und die anderen wichtigen Aufgaben zu erledigen. Beides zusammen wäre höchstwahrscheinlich eine menschliche Überforderung und ein vorprogrammierter Fehlschlag.

Was die Lust fördert

Obwohl der Übergang in die Elternschaft viel fordert und etliche Paarbeziehungen ins Strudeln geraten und kriseln, stranden ja nun längst nicht alle Partnerschaften in sexuell seichten Wassern, wo die Wogen der Erregung zu matt auslaufenden Wellen geworden sind.

Die neue Lebenssituation – mag sie auch häufig als noch so anstrengend erlebt werden – trägt auch Ressourcen in sich, die Quelle von neuer Lebensfreude und sexueller Lebendigkeit werden können, wenn man sie nur fände, wahrnähme und sprudeln ließe.

Was führen Frauen als «lustfördernde Faktoren» an? Für

viele Frauen sind Schwangerschaft und Geburt ein Erlebnis, das sie ihren Körper wieder bewußter wahrnehmen und erleben läßt. Er verlangt viel Aufmerksamkeit, und sie werden ständig mit seinen Bedürfnissen und seiner Leistungsfähigkeit konfrontiert. Der Leib fordert mit ganz anderer Intensität als vorher, und es ist gut, ihm nachzugeben. Der Bauch dehnt sich aus und spannt, also wird er massiert, gebürstet und gesalbt, die Beine tun weh, also werden sie warm-kalt abgebraust, gecremt und hochgelegt. Die Brust drückt und will aufs Stillen vorbereitet werden? Auch sie bekommt ihre Streicheleinheiten mit Luffa-Handschuhen, Zahnbürsten und ähnlich brauchbaren Utensilien. Der Körper fordert Pflege und bekommt sie, das fördert meist ein intensiveres Zusammenwachsen von Leib und Seele.

Eine Frau erzählte mir, daß sie ihren Körper vor der Schwangerschaft immer als leicht kränkelnden, unzuverlässigen Gegner erlebt habe. Durch das Schwangerschafts- und Geburtserlebnis wurde sie mit seiner wirklichen Leistungsfähigkeit vertraut, und das hat ihr ein völlig neues, starkes körperliches Selbstbewußtsein gegeben. Häufig wird von Frauen in Gesprächen berichtet, daß sie trotz Müdigkeit und Erschöpfung den Körper als verläßlichen Aktivposten erleben und sie gelegentlich ein geradezu mitreißendes euphorisches Glücksgefühl aufgrund der erlebten eigenen körperlichen Stärke durchflute. Viele fühlen sich nach der Geburt weniger krankheitsanfällig und wehleidig. Wie neugeboren mit neuer Kraft: «Seitdem fühle ich mich eigentlich stärker als mein Mann.» – Immer vorausgesetzt, die Geburt war ein gutes und kein traumatisierendes Erlebnis. Ein solches Körperempfinden und die Lust an der eigenen Kraft übertrifft dann bei weitem die Trauer über Schwangerschaftsstreifen oder hängende Brüste und ebnet den Weg zurück zur Sexualität.

Lustfördernd finden einige Frauen auch den Blick aufs Kind. Die Reproduktivität des Körpers wird auch als sexuell positive Erfahrung erlebt. «Die Tatsache, daß aus unserer sexuellen Liebe ein so schönes Kind entstanden ist, gibt unserer Beziehung jetzt eine besondere Nähe, Tiefe und Intensität. Das macht uns ganz dankbar und schließt uns, auch körperlich, sehr zusammen», erzählt eine Mutter. Offensichtlich ist es so, daß auch Menschen, die bisher das Leben eher als selbstverständlich hingenommen haben, unter dem Eindruck des Wunders, das die Geburt ja ist, von Dankbarkeit und Ehrfurcht erfaßt werden, die der Sexualität eine andere, weniger weltliche Dimension geben.

Mit dem Kind entwickelt sich häufig ein neues «Wir-Gefühl», man geht seelisch gestärkt durch die Welt, mit einem nachhaltigen Zusammengehörigkeitsgefühl und tieferer Verbundenheit. Da der Mensch ein Herdentier ist und dauerhafte Einsamkeit schlecht verkraftet, führt der beschriebene Zustand zu einem Glücksempfinden. Diese Gefühle müssen sich nicht in Sexualität umsetzen, sie sind aber eine gute Basis dafür.

Die Psychodynamik des Paares nach der Geburt

Geburt des Kindes – Tod der Liebe?
(Michael Lukas Moeller)

Nein, eitel Wonne ist mit Einzug des Kindes meist noch nicht ausgebrochen, denn erst einmal wird neben der sichtbaren Alltagswelt der neuen Eltern nach der Geburt eine äußerst muntere Unterwelt wirksam, in der unbewußte Beziehungen – manchmal sehr heftig – Gestalt annehmen und lebendig werden. Sie wirken wie Geister, sind genauso wenig faßbar und beschäftigen die Eltern mindestens ebenso stark wie ihr Kind.

Welche Geister machen sich da bemerkbar? Welche unbewußten Kräfte sind am Werk? Wer hat bei der neu entstandenen Dreiecksbeziehung seine Hand mit im Spiel, ohne daß uns das recht klar ist? Wir denken, wir seien die Baumeister unseres neuen Familienglücks, und dabei feilen und hobeln wie die Kölner Heinzelmännchen tags wie nachts im Guten wie im Bösen jede Menge unsichtbarer Geister an unserem Familienwerk und geben ihm eine Gestalt, die uns manchmal erstaunt und manchmal verdrießt. So hatten wir uns jedenfalls einiges nicht vorgestellt.

Die jungen Eltern handeln unter Zeitdruck, neun Monate Schwangerschaft sind eine kurze Zeit für grundsätzliche Veränderungen in der Paarbeziehung. Und so inszenieren beide Partner erst einmal mit großer Zwangsläufigkeit (sie müssen ja schnell ein schlüssiges, funktionierendes Handlungsmodell für den Alltag entwickeln) das Gewohnte, nämlich die Wiederholung ihrer eigenen Eltern-Kind-Beziehung, häufig mit identischen Worten, Gesten, Ritualen, pädagogischen Vorstellungen und den Konflikten, die aus dieser Dreiecksbeziehung erwuchsen (obwohl sie genau das häufig gerade nicht wollen).

Marianne erinnert sich mit Grausen, daß sie, als ihre Kinder noch klein waren, einmal in Zeiten akuten Stresses schrie: «Schluß jetzt, sonst ist Polen offen!» Weder ihren Kindern noch ihr selbst war die Bedeutung des Bildes vom offenen Polen klar, deutlich war nur, daß Bedrohliches am Familienhimmel aufzog. Erst beim Nachdenken fiel ihr ein, daß ihr Vater – Kriegsteilnehmer im Zweiten Weltkrieg – mit diesen Worten der Familie immer das Ende seiner psychischen Belastbarkeit anzeigte. In Überlastungssituationen, wenn der Kopf sich nicht schnell genug regulierend einschaltet, greift man in Worten und Taten eben auf das vertraute Repertoire der Eltern zurück, selbst wenn es in der eigenen Situation absurd und unpassend ist.

Das Wesentliche ist unsichtbar

Wollen wir mit unserer Partnerschaft gut und dauerhaft klarkommen, ist dies eine wichtige Erkenntnis: Was wir bewußt sehen und erfassen (wollen), macht nur etwa ein Zehntel von dem aus, was unsere unbewußte Wahrnehmung aufnimmt. Viele Mißverständnisse im Alltag entstehen aus dem uns nicht zugänglichen seelischen Untergrund, der bei unseren Entscheidungen mitwirkt. Die Notwendigkeit, Bewußtes und Unbewußtes in Übereinstimmung zu bringen, fällt mir häufig bei Teilnehmerinnen von Geburtsvorbereitungskursen auf, wenn es um die Frage geht: wo und mit wem entbinden.

Da hat der Verstand der meisten Schwangeren und ihrer Männer oft schon vor dem Informationsabend entschieden: Krankenhaus XY oder Hebamme Z oder Hausgeburt, je nachdem, wovon Freunde oder glaubwürdige Fachkräfte schon Gutes und Vertrauenswürdiges erzählt haben. Schauen wir uns diese Entscheidungen dann noch einmal in einer Phantasiereise an, d. h. in einem gelenkten tiefen Entspannungszustand, in dem der rationale Verstand weitgehend ausgeschaltet ist und sozusagen «der Bauch spricht», werden oft ganz andere Bilder und Vorstellungen wach. Aus der Hebamme Z., vielleicht eine ältere, mütterliche Person, wird plötzlich eine junge Frau, Typ Freundin (oder umgekehrt), aus dem Krankenhaus vielleicht ein Zimmer, in dem die persönlichsten Dinge dominieren, und aus der Geburt zu Hause eine Niederkunft im chromblitzenden Krankenhaus.

Das muß nicht so sein, manchmal stimmen die Bilder mit den vorher gefällten Verstandesentscheidungen überein. Dann tragen diese Übereinstimmungen zu einem günstigen, reibungsloseren Geburtsverlauf bei. Hellhörig werden muß man bei Nichtübereinstimmungen, dann sollten Kopf und Bauch durch eine andere Entscheidung oder einen Kompromiß versöhnt werden, sonst treten Reibungen auf, die unerwünschte Konsequenzen haben können. Viele Paare haben z.B. zur Hebamme eine bewußte und eine noch größere unbewußte Beziehung, das ist wichtig zu wissen für die Geburt. Ist der Verstand z.B. auf eine junge Hebamme geeicht, weil schon drei Freundinnen mit ihr gut entbunden haben, aber mein Unbewußtes signalisiert jung = unerfahren = gefährlich (oder umgekehrt, wird die vom Verstand ausgesuchte ältere erfahrene Hebamme vom Unbewußten aufgrund diesbezüglicher Erfahrungen als kastrierende, dominierende Mutter geortet), dann muß der angelegte Konflikt möglichst vor der Geburtssituation gelöst werden, sonst wird er während der Geburt ausgetragen. Das kann sehr geburtshinderlich sein.

Das gleiche Prinzip gilt auch in der Liebesbeziehung. Wir treffen gemeinsam eine Entscheidung, z.B. folgende: Der Ehemann wird für ein Jahr Hausmann, und nach kurzer Zeit ist die häusliche Stimmung merkwürdig gereizt, weil das männliche Unterbewußtsein möglicherweise das neue Dasein mit Impotenz, Isoliertheit, Verlust der Männlichkeit gleichsetzt. Da hilft kein Appell: «Du hast doch die Entscheidung mit getroffen!» Aber vielleicht empfindet auch das entsprechende weibliche Unbewußte den Tag für Tag am Herd stehenden Mann als unmännlich, die Sexualität wird eingestellt, und das Paar wundert sich. Warum geht die gemeinsame Entscheidung so gründlich schief? Weil das Bewußtsein den «riesigen Raum der unbewußten Beziehung» (Moeller 1986, S. 47) nicht mitbedacht hat: «Bestenfalls begleitet das Bewußtsein mit Interesse die unbewußt gesteuerte Entwicklung der Beziehung… Wer das Unbewußte ernst nimmt, wer sich über die zehnfach größere Wahrnehmungsleistung des Unbewußten gegenüber dem Bewußten klar ist, muß alle Erscheinungen innerhalb eines Paares als Ergebnis des gemeinsamen unbewußten Handelns auffassen… In diesem gemeinsamen unbewußten Handeln ist die Lösung des Rätsels unserer Liebesschicksale zu sehen. Der bewußte Verstand ist aus diesem gewal-

tigen Umfang des schnellen, vielfältigen, sehr komplexen unbewußten Kommunizierens ausgeklammert. Und das ist auch der
wirkliche Boden für die meist weibliche Auffassung, sich auf die
eigenen Gefühle zu verlassen. Denn die Gefühle reichen viel tiefer
in den unbewußten Raum» (ebd., S. 48). Es ist also wichtig, dem
wirksamen seelischen Untergrund auf die Spur zu kommen und
ihn mit zu bedenken.

Mamma Mia

Es wirken also viele Kräfte in einer Liebesbeziehung, und sie
kommen häufig dann zum Tragen, wenn das Liebespaar zum Elternpaar wird.

Mann – Vater – Sohn:

In jeder Liebesbeziehung sucht der Mann auch immer unbewußt
nach der idealen Mutter. Er möchte die Frau kennenlernen, mit
der er das als kleiner Junge Erlebte und Vertraute wiederaufleben
lassen kann. Gleichzeitig hat er natürlich das starke Bestreben,
seine männliche Sexualität und Zärtlichkeit mit der neuen Partnerschaft zu verbinden. Die enge Mutterbindung verändert sich
dadurch, und das Frauenideal konzipiert sich neu.

Wird die eigene Frau nun Mutter, nimmt der Mann automatisch auch die Sicht des Sohnes ein, d. h. seine alten Erfahrungen
mit der eigenen Mutter steigen zumindest unbewußt aus der
Tiefe seiner Erinnerungen auf und prägen die Beziehung zu seiner Frau. Erwartungen werden wach, wie sie sich verhalten
müßte. Irritationen kommen auf, wenn sie es nicht tut. Kindliche
Wünsche, Abhängigkeiten, Ängste kommen mit Macht zum
Vorschein.

Indem also die Frau zur Mutter wird, werden beim Mann die

Erinnerungen an die erste Frau in seinem Leben, die eigene Mutter, wach. Sie ist für ihn erst einmal das Modell Frau an sich, die Einübung darin, was eine Frau eigentlich ist, wie sie aussieht, wie sie sich verhält, der erste Prototyp Frau für diesen einen Mann. Im späteren Leben wird dieser erste Eindruck variiert und erweitert, bleibt aber immer wirksam. Sie bleibt unbewußt der Maßstab, an dem weitere Frauen gemessen werden, gut abschneiden oder scheitern. Nicht unbedingt, weil sie schlechter sind, eher weil sie in ihrem Anderssein ungewohnt sind. Schlechtes Gewohntes ist oft besser zu ertragen als Gutes, aber Fremdes.

Die eigene Mutter ist aber auch das sexuelle Modell, die Erinnerung an Körper, Wärme, Brüste und den Wunsch, viel davon zu besitzen. Und sie verkörpert die schmerzliche Erfahrung, daß die Mutter schon vergeben ist, daß der kleine Junge einen stärkeren Rivalen hat. Manchmal unterliegt der große Rivale, und der Junge liegt im Bett der Mutter. Eine nicht unproblematische Wunscherfüllung. Mann schläft nicht mit der Mutter, obwohl sie vielleicht als verführerisch und erotisch empfunden wird. Dieses verinnerlichte Tabu ist gültig und mächtig, und trotzdem ist die Mutter eine Frau. Und deshalb rüttelt und schüttelt das männliche Gefühl an diesem Tabu in der Hoffnung, es zerfalle zu Staub und die Mutter werde frei. Wie ein kleiner Junge andeutete, der seiner Mutter versonnen beim Kämmen der langen Haare zusah, als er sagte: «Mama, du bist meine Prinzessin aus dem Märchen.» Die Märchen enden eben meist mit der Eroberung der Prinzessin: «...und sie lebten glücklich bis ans Ende ihrer Tage.» Dies ist ein Muster, nach dem viele Mutter-Sohn-Verhältnisse gewebt sind.

Hat die Mutter jedoch nicht ausreichend Liebe vermittelt, treten Ängste auf, daß ihm das nun wieder passiert, daß er zurückgestellt wird und zu kurz kommt. D. h. aus der Angst kann sich eine Konkurrenz zum eigenen Kind als Rivalen um die Liebe der Mutter entwickeln. So berichtet Maike, eine 30jährige Mutter von drei Kindern zwischen zwei und sechs Jahren, daß sie sich zerrissen zwischen den Ansprüchen ihres Mannes und denen ihrer Kinder fühlt. Ihr Mann verwandelt sich daheim zum kleinen Jungen, der um die Gunst der Mutter ringt. Er hat sich beruflich selbständig gemacht und arbeitet sehr viel, da ihn die Last der Verantwortung für die Existenz der Familie und die des Betriebes drückt. Zu Hause sucht er dann die Zuwendung seiner Frau, die Entlastung von beruflichen Sorgen durch körperliche Nähe und seelische Aufmerksamkeit: «Mein Mann ist bedürftig wie ein kleiner Junge. Er fühlt sich ständig ungeliebt. Er faßt mich an und will mich ständig, aber zu seinen Bedingungen. Eigentlich soll ich abends bei der Sportschau neben ihm sitzen, einfach dasein bei seinem Programm, und später noch mit ihm schlafen. Ich habe das Gefühl, für ihn als spezielle Person mit eigenen Gedanken und vielleicht auch Sorgen nicht zu existieren, sondern als Objekt, mit dem er seine Bedürfnisse stillt. Da wehrt sich alles in mir, und ich verweigere mich sexuell.»

Sie erlebt die Situation so, daß er als Vater selbst versorgt werden will, um leistungsfähig zu bleiben, und nicht wirklich bereit ist, sie als Frau und Mutter mit den Kindern zu teilen.

Hat ein Mann vom Gefühl her in der Kindheit genug von seiner Mutter bekommen, sind seine Bedürfnisse ausreichend gestillt worden, wird er den Platz an der Mutterbrust eher für eine gewisse Zeit an sein Kind abtreten können. Je nachdem also, ob man als Mann mehr gute oder negative Muttererinnerungen gespeichert hat, tönt sich das Verhältnis zur eigenen Frau. Hat er sehr viel bekommen, dann gelingt es ihm vielleicht sogar, seiner Frau nach der Geburt eine «gute Mutter» zu sein, d. h. ihr Schutz und Geborgenheit zu geben, sie aus dem Gefühl des übermäßigen Gebenmüssens zu befreien und ihr den stabilisierenden Rahmen zu bieten, in dem sie sich erholen kann.

Neben dem in Sexualtherapien mit Paaren nach der Geburt häufig geäußerten Wunsch: «Ich möchte endlich wieder mit

meiner Frau schlafen», erlebt parallel das ödipale Inzestverbot
«Du sollst nicht mit deiner Mutter schlafen!» eine Auferstehung,
wenn die eigene Frau zur Mutter wird. Es kommt der Zwiespalt
zwischen Wunsch und Zweifel auf: «Soll ich oder soll ich nicht?
Darf ich überhaupt?»

Diese Zweifel brechen höchstwahrscheinlich nur deshalb
nicht mit Macht auf der uns gut zugänglichen bewußten Ebene
aus, weil die Frauen in der Nachgeburtsperiode mit ihrer sexuellen Zurückhaltung den Männern die Entscheidung abneh-
men und sie damit aus dem Gefühlszwiespalt manövrieren. Denn
was ich nicht haben kann, kann ich gefahrlos und mit Macht begehren. Ich komme ja nie auf den Prüfstand, mich wirklich be-
weisen zu müssen mit meinem Begehren. Was wäre, wenn alle
Frauen nach der Geburt nach ihren Männern sexuell fieberten,
gierten und dürsteten? Wahrscheinlich würden manche sagen
und viele denken: «Ich kann nicht, du bist wie meine Mutter!»

Frau – Mutter – Tochter:

Aber es ist nicht nur der Mann, der Vater und damit gleichzeitig
auch wieder zum Sohn wird. Mit jeder Geburt werden zumindest
Drillinge geboren (Moeller 1986). Die Frau wird zur Mutter, aber
auch sie belebt dadurch ihre Kindheits-, d. h. Tochtererfahrun-
gen neu. Diesen Ansturm der Erinnerungen gilt es erst einmal
einzuordnen und auf Verwertbarkeit für die eigene Mutterrolle
hin zu überprüfen: «Was war gut und wird beibehalten? Was war
schmerzlich und soll nun eliminiert werden?» Hat eine Frau als
Kind sehr viel bekommen, wird sie wahrscheinlich aus dem
Überfluß und Überschuß schöpfen und weitergeben können,
vielleicht so viel, daß auch der Mann noch etwas abbekommt. Ist
die Mitgift an Liebe gering, wird es schwierig werden, von dem
Wenigen noch etwas weiterzugeben. Kommt noch eine rigide Se-
xualerziehung hinzu, ist der sexuelle Engpaß vorgezeichnet.

Die 35jährige Anke hat zum Beispiel seit der Geburt ihrer Tochter vor zweieinhalb Jahren die Sexualität mit ihrem Mann auf ein Minimum reduziert. Sie hadert massiv mit ihrer Mutterrolle. In unseren Gesprächen wurde deutlich, daß sie ihre eigene Mutter als schwaches, profilloses Neutrum ohne eigene Meinung erlebt hat, die als Mutter von vier Kindern von der Familie ins Abseits gedrängt und immer stummer, nichtssagender und blasser wurde. Anke hat rigoros und eigentlich gegen ihren Wunsch beschlossen, kein weiteres Kind zu bekommen und weiter berufstätig zu bleiben, um nicht abhängig zu werden von ihrem Mann. Sie will dem mütterlichen Schicksal entgehen. Beide Eltern Ankes sind uneheliche Kinder, die diese Tatsache als schweren Makel erlebt und gesellschaftliche Nachteile dadurch erfahren haben. Beide wußten also, daß «unvorsichtige» Sexualität schwerwiegende persönliche Folgen haben kann, und führten – zumindest für Anke – ein asexuelles Leben.

Anke hatte diese Befürchtungen und die sexualitätsfeindliche Haltung als Mädchen für sich unbewußt übernommen und sich durch Pubertätsmagersucht und Ausbleiben der Periode lange vor dem Frausein und von der Sexualität ferngehalten. Vor diesem Hintergrund wird es verständlich, daß Anke nach der Geburt sich weiterhin instinktiv vor der so gefährlichen Sexualität schützt.

Aber auch das Verhältnis zum eigenen Vater fließt in die jetzt zu erwerbende Mutterrolle ein und wird deshalb neu aufgerollt. Die Frau erlebt ihren Mann nun als Vater, und das wird zumindest unbewußt in Beziehung gesetzt und gemessen an dem Erleben des eigenen Vaters in der Kindheit, dem Prototyp, dem Modell für Vater und Mann.

Folgen wir der psychoanalytischen Theorie der Paardynamik, dann stehen wir als Paar im Widerstreit zwischen zwei Dingen: einerseits unserem Wunsch nach einer liebevollen Identifikation mit dem Modell, das wir von unseren eigenen Eltern vorgelebt bekamen. Und andererseits den aggressiven Kräften in uns, die aus nicht ausgelebter und verarbeiteter Wut und Enttäuschung über das auch sexuelle Elternpaar den Konflikt aus der Kindheit nun noch einmal aufrollen, um ihn zu lösen und innere Ruhe zu finden. Unser jetziger Partner muß also einiges ausbaden, was lange vor seiner Zeit angelegt wurde und stattgefunden hat und wofür er nicht verantwortlich zeichnet. Wer diese verwobene und manchmal auf den ersten Blick undurchschaubare Situation mit Bewußtsein und Aufmerksamkeit und dem liebevollen Blick auf den Partner durchlebt und durchsteht, hat die Chance für die Heilung alter seelischer Wunden und für eine klarere und tiefere Beziehung.

Es kommt also einiges aus den Kellern des eigenen Lebens und der Beziehung auf den Tisch. Das können wir als zweifelhafte Kost stehen lassen, wir können es aber auch essen, d. h. aufnehmen, verdauen und für die Beziehung sinnvoll und aufbauend verwerten.

Vom Gebärneid zum Karrieresprung

In unserer Gesellschaft ist es gegenwärtig immer noch so, daß die Männer als finanzielle Ernährer der Familie und Gestalter des öffentlichen Lebens überwiegend die größere gesellschaftliche Anerkennung erlangen. Sie haben meist die besseren Positionen und das höhere Gehalt.

Die Geburt ist der Augenblick, wo sich das Blatt (zumindest kurzfristig) wendet, das Spotlight wird sozusagen vom bisherigen Herrscher weggedreht, und es erscheint im Scheinwerferlicht auf der Bühne: *die Mutter*. Meist von brausendem Applaus umgeben, blumenüberschüttet, alle Augen auf ihr ruhend. Jeder hört ihre Worte, der Geburtsbericht wird wieder und wieder offeriert. Für den Vater bleibt nur der Klaps auf die Schulter: «Hast du gut gemacht, alter Junge!» Familienfeste werden gefeiert, Taufen zelebriert, Müttergruppen installiert, und bei all diesen Aktivitäten macht der Ehemann eine unsichere Figur. Es ist nicht sein Metier, und er steht nicht im Mittelpunkt. Das schlaucht, auch wenn man gern drüberstünde.

Diese Situation schreit geradezu nach einer Gegenreaktion, nach dem Erbringen einer ebenso anerkannten Leistung. So berichtet Charlotte, daß ihr Ehemann vier Monate nach der Geburt der Tochter wegen einer flugs ins Leben gerufenen Doktorarbeit sich sechs Wochen in die unwegsamen südamerikanischen Anden zurückzog, um dort – weder postalisch noch telefonisch erreichbar – an Hochlandkindern psychologische Studien zu treiben. Dies ist natürlich ein geradezu genialer väterlicher Schachzug im gemeinsamen Spätwochenbett: Erstens schafft er Distanz zu den häuslichen Unbehaglichkeiten, und zweitens verschafft die außerhäusige Plackerei im Andenhochland noch die vermißte Anerkennung und Hochachtung: «Alle Achtung, gerade Vater geworden und schon wieder in besonderer Mission unterwegs!»

Obwohl Charlottes Groll zu verstehen ist – mit Recht fühlt sie sich allein gelassen –, liegt hier ein verständlicher psychischer Reflex ihres Ehemannes vor: Er will nicht hinter der Partnerin zurückstehen und sorgt für adäquaten Leistungsausgleich. Der ist für Männer eben am ehesten auf der beruflichen Ebene zu erreichen.

Viele Paare sorgen auf diese Weise nach der Geburt für ein neues Kräftegleichgewicht.

Meine Eltern tun das nicht!

Wer erinnert sich nicht daran, daß die eigenen Eltern ihre Sexualität verbargen und wir Kinder sie leugneten, manchmal bis ins Erwachsenenalter. Es tut ja auch weh, hintangestellt zu werden und zu erleben, daß die Eltern eine enge, exklusive Beziehung jenseits der Kinder haben. Sie tun etwas im mehr oder weniger geheimen, was ihnen vorbehalten bleibt und wovon die Kinder ausgeschlossen sind.

Aufgrund dieser Verdrängung der elterlichen Sexualität aus Schmerz fehlt dann in Folge die Anerkennung der Eltern als eigenständiges sexuelles Paar. Taten sie es, oder taten sie es nicht? Wer die eigenen Eltern nicht als sexuelles Paar erlebt oder deren Sexualität verdrängt hat, dem wird es schwerfallen, selbst diese Rolle befriedigend zu leben – trotz aller diesbezüglicher Wünsche. Er wird wahrscheinlich viel inszenieren, damit Sexualität nicht stattfinden kann. Es fehlt ihm das Vorbild und die innere Erlaubnis.

Ich habe in meinen Gesprächen mit Eltern viele Frauen und Männer erlebt, die mit ihren Kindern und nicht mit ihren Ehepartnern im Bett liegen, und zwar bis in die Pubertät der Kinder hinein. Deshalb denke ich, die Verdrängung oder das Auf-Eis-Legen der elterlichen Sexualität ist ein sehr gegenwärtiges Thema. Es findet eine Grenzverwischung zwischen den Generationen statt, bei der nicht mehr klar ist: Wer ist eigentlich das Paar?

Der New Yorker Psychoanalytiker Otto F. Kernberg weist darauf hin, wie wichtig es ist, die Grenzen zwischen den Generationen aufrechtzuerhalten: «Eine der am meisten verbreiteten Manifestationen unbewußter Schuldgefühle in bezug auf die zwangsläufig vorhandenen rebellischen und herausfordernden Elemente einer intimen Beziehung (die für die Erfüllung der ödipalen Wünsche steht) ist der Verzicht des Paares darauf, seine intime Beziehung durch feste Grenzen gegenüber den Kindern zu schützen. Das sprichwörtliche Fehlen eines Schlosses an der Schlafzimmertür kann die unbewußten Schuldgefühle der Eltern über ihre sexuelle Intimität symbolisieren sowie die unbewußte Annahme, daß die Wahrnehmung der Elternrolle an die Stelle der Rolle als Sexualpartner treten sollte» (1992, S. 812). Die elterliche Sexualität beinhaltet also ein herausforderndes Element für das Kind. Sie bedeutet zeitweilige Trennung, Hintanstellung des Kindes. Das produziert Gefühle des Ausgeschlossen- und Verlassenseins, gegen die sich das Kind wehrt. Dadurch können bei den Eltern (oder einem Elternteil) so große Schuldgefühle entstehen, daß auf Sexualität lieber verzichtet wird, als die Auseinandersetzung mit dem Kind auszuhalten. Kindliche Eifersucht und kraftvoller Protest sind ein schwieriges Kapitel für die Nerven der Eltern. Trotzdem sollten Sie sich die Frage beantworten, ob Sie die Generationengrenzen auflösen oder aufrechterhalten wollen.

Das «Familienbett», so ein Buchtitel aus den 8oer Jahren, ist eine nach meinen Erfahrungen janusköpfige Entscheidung. Wenn alle Familienmitglieder in einem Bett übernachten, ist die so hergestellte Nähe und Wärme sicher ein wichtiges Lebenselixier, aber es fixiert Mann und Frau auf ihre Rolle als Vater und Mutter und reduziert den Spielraum des Liebespaares.

Die Entscheidung, die Kinder ins elterliche Schlafzimmer aufzunehmen, spiegelt «die eigentliche Furcht wider, sich mit dem (eigenen) Elternpaar in der Ursituation (als sexuelles Liebespaar) zu identifizieren, und das unbewußte stillschweigende Einverständnis zwischen den Partnern, auf eine vollständige Identifikation mit den eigenen Eltern zu verzichten» (Kernberg 1992, S. 812).

Das heißt, was die eigenen Eltern nicht tun sollten, um den Frieden und den Platz des Kindes zwischen Vater und Mutter nicht zu gefährden, das wollen wir ebenfalls nicht tun.

Gute Eltern können nicht im Streß gedeihen

Wenn Sie nicht aufpassen, befinden Sie sich also schnell nach der Geburt in dem Kreislauf. «Ich fühle mich zu kurz gekommen, bekomme nichts, deshalb kann und will ich nichts geben, so bekomme ich vom andern nichts oder wenig und so weiter und so weiter» – bis sich beide Partner spitzgesichtig und schmallippig als Leidende und Opfer der Verhältnisse und des Partners wiederfinden und verhärtet und verbarrikadiert in ihren Ringecken auf bessere Zeiten oder bessere Partner warten.

Was ist zu tun? Wenn keiner sich stark genug fühlt, den andern zu entlasten, dann muß die Entlastung außen gesucht und gefunden werden. Die sechzehnjährige Schülerin nebenan zum Beispiel ist vielleicht eine gute Babysitterin. Oder die Oma, die kinderliebe Freundin, der Trauzeuge oder viele andere mehr. Machen Sie eine Liste der in Frage kommenden Personen.

Vielleicht nutzt Ihnen auch jemand, der stundenweise im Haushalt hilft, oder Sie organisieren sich einen handwerklich geschickten Studenten, der notwendige Reparaturarbeiten oder einfache Umbauarbeiten erledigt; so reservieren Sie sich Zeit zu zweit. Es ist ja schön, wenn Ihr Mann das Regal über der Wickelkommode baut, aber vielleicht bringt es Sie noch näher, wenn er die Zeit mit Ihnen verbringt.

Und dann mobilisieren Sie die guten Eltern in sich für sich selbst. Machen Sie etwas Schönes, gehen Sie essen, sehen Sie sich einen Film an, besuchen Sie eine Ausstellung, oder gehen Sie zu Freunden, in die Sauna, oder tun Sie, was immer Ihnen Spaß macht. «Es gibt nichts Gutes, außer man tut es», sagte Tucholsky, der bekannt war für seine Fähigkeit, auch unter schwierigen Bedingungen noch zu genießen. Und vereinfachen Sie Ihren Alltag, wenigstens für eine Weile. Gute Eltern können nicht im Streß gedeihen.

Ich bin mir bewußt, daß das Einfache schwer zu realisieren ist, denn Sie sind ja alle gerade dabei, ein Haus zu bauen oder eine neue Wohnung zu beziehen oder einen besser dotierten Job anzufangen (für die Familie) oder von der Stadt aufs Land zu gehen oder umgekehrt. Sie sind im Streß, ich weiß.

Trotz alledem! Nehmen Sie sich füreinander als Paar Zeit!

«Es geht um ein uraltes Thema der Narren und der Weisen: *um die Lebenskunst*. Das ist die Wiederauferstehung der guten Mutter (und des guten Vaters, P.O.). Sie ist der Boden jeder glücklichen Liebe. Auch in einer Gesellschaft, die sie allseits behindert» (Moeller 1986, S. 201).

Gespräche mit Vätern über Beziehungen, Erotik und Sexualität

Vor drei Jahren bekam Günther Wagner seinen Sohn. Als dieser neun Monate alt war, nahm der junge Vater Erziehungsurlaub. Er gründete einen privaten Kindergarten mit, und eine Vätergruppe, die sich alle vierzehn Tage mit Kindern trifft. Dort wird auch über das Thema Sexualität gesprochen, wenn auch nicht sehr ausführlich. Aus diesem Grund hat Günther Wagner einige Väter dieser Gruppe sowie von diesen vermittelte Gesprächspartner zum Thema Sexualität rund um die Geburt interviewt. Dazu gehören natürlich auch die Aspekte «Erfahrungen mit den Geschlechtsrollen in der Familie, erste sexuelle Erlebnisse, Beziehungen». Anders als in Gesprächen mit Frauen fällt es Männern sehr schwer, sich zu diesen Themen zu äußern, sie schweifen ab, sind sprachlos.

Markus, 38 Jahre, *Taxiunternehmer*

«Ach du je – sie ist schwanger!» Das war der erste Gedanke von Markus. Ich treffe mich mit ihm bei mir zu Hause. Wir sitzen zusammen beim Bier und reden darüber, wie sich seit dieser Nachricht, die ihn vor etwas mehr als drei Jahren unvorbereitet traf, sein Leben total verändert hat. Er wirkt ziemlich nervös, als er davon erzählt, wie tief ihn damals seine Zweifel plagten und wie viele Fragen ihn mit Unruhe erfüllten: «Was soll ich mit einem Kind, ich armer Teufel?» Er konnte sich nicht vorstellen, daß es einem Kind bei ihm gutgehen könne, daß er ein Vater werden würde. Er betrachtete das alles rein technisch, emotionslos.

Markus sieht sich, so sagt er, als ein «gebranntes Kind». Bei ihm zu Hause sei es ziemlich lieblos zugegangen. Seine

Mutter ist für ihn so etwas wie eine noch nicht mal freundliche Nachbarin.

Sie sei eine Heuchlerin gewesen, damals wie heute. Er erinnert sich an ihre Gefühlskälte und an einen ihrer Sprüche: «Ich leide für euch, weil ich euch liebe!» Dann erzählt er mir, welche Angst er davor habe, seine eigenen Kinder zu lieben.

Seine Eltern trennten sich. Bald darauf lebten er und seine Schwester mit dem Stiefvater und der Mutter zusammen. Er war damals acht und seine Schwester sieben Jahre alt. Er erinnert sich, daß der Stiefvater oft nackt zu Hause umherlief. Markus ekelte sich vor ihm. Dazu roch dieser fremde Mann unangenehm und saß nackt am Tisch, wenn gegessen wurde. Niemand kam zu Besuch.

Eine erste Orientierung und damit einen Halt bot ihm ein Onkel der Familie. Mit ihm kann er bis heute über alles reden.

Irgendwie schaffte Markus das Abitur. Daß er nicht abgestürzt ist, kommt einem Wunder gleich. Ein Studium wäre was gewesen. Ein Traum. Vielleicht Jura. Die Uni hatte er sich auch mal angesehen, aber für ihn war das nichts. Er ist davon überzeugt, daß er bei alldem, was er bis dahin durchgemacht hatte, ein Studium kaum durchgehalten hätte. Doof sei er ja nicht, aber die Probleme, die persönlichen Probleme hätten ihn immer fest im Griff gehalten. Deshalb fehlte ihm für ein Studium die Kraft und die innere Einstellung. Mehr war einfach nicht drin gewesen. Heute würde ihn das nicht mehr stören. Und außerdem, Studieren sei auch nicht immer die Lösung. Im eigenen Taxiunternehmen beschäftigt er Fahrer (Studenten), die auf ihn wirken, als seien sie weit entfernt von Lebenstüchtigkeit und dem Meistern alltäglicher Sorgen. Wirkliche Verantwortung für irgend etwas wolle von denen niemand übernehmen. Und dabei spiele das Alter keine Rolle. Als Einzelkämpfer betrachte er sich in jedem Fall. Wenn er z. B. krank sei, ginge es ihm nicht besser, wenn sich jemand um ihn kümmere.

Und heute? Seine zweieinhalbjährige Tochter Marie hat Markus sehr gern. Und dann sprudelt es aus ihm heraus. Ein Motto seines Lebens war, die Dinge eher laufenzulassen, als sie in irgendeine gewünschte Bahn zu bringen. Für ihn ist die Marie in erster Linie ein freies Wesen. Wie von einem anderen Stern geschickt. Ungefähr ein Jahr lang hatte er nicht gewußt, ob er sie wirklich lieben würde und lieben kann.

Der Akt ihrer Geburt hatte ihm nichts bedeutet. Diese Aussage macht mich hellhörig, und ich möchte Genaueres von ihm wissen über das Erlebnis Geburt. Markus legt eine Gesprächspause ein. Dann ist sein erster Satz, daß er die Geburt eines Kindes als etwas total Intimes zwischen der Mutter und dem Kind betrachtet und er sich dabei total überflüssig gefühlt habe. Ja, er sei dabeigewesen. Alles wäre ganz anders gelaufen, als sie es sich ausgedacht hatten. Es sei alles so schnell gegangen. Immer wieder hatte ihm Claudia gesagt, wie gut es tue, daß er dabei sei. Dann kam der Augenblick der Wahrheit. Marie war geboren, und irgend jemand im Kreißsaal sagte, daß sie ganz schnell von der Mutter weg müßte. Sie habe Atemprobleme.

Eine Weiterverlegung in eine Kinderklinik wurde angeordnet. Im letzten Moment begriff er, was vor sich ging, und bat darum, für einen kurzen Augenblick dieses kleine Wesen auf den Bauch seiner Mutter legen zu dürfen. Dann waren Claudia und er wie von Sinnen rausgelaufen aus dem Kreißsaal, um Marie zu folgen. Auf der Fahrt zur Kinderklinik versuchten sie, die Situation irgendwie einzuschätzen. In der Klinik angekommen, habe sich niemand so richtig um sie gekümmert. Dann war Claudia in einem Zimmer verschwunden, und er sah Marie in einem anderen Zimmer. Sie lag dort in einem kleinen Kasten. Auch andere Kinder lagen dort in Kästen. Wie hypnotisiert sah er sich in diesem Kinderkastenraum um. Dann nahm ihn eine Ärztin zur Seite. Sie eröffnete ihm, daß Marie sehr krank sei.

Und er müsse sehr stark sein. Sie befürchtete, daß Marie eine Luftblase im Kopf habe, und bleibende Schäden seien nicht auszuschließen. Marie war an Schläuche angeschlossen und weinte ganz viel. Die Ärztin sagte ihm, es sei besser für sie, wenn er sie nicht anfasse. Dann ging er. Wut, eine unbändige Wut stieg in ihm auf. Er dachte: «Gleich ziehe ich alle Schläuche raus und beginne alles noch mal von vorne.»

Claudia und er hatten sich in der Zeit der Schwangerschaft prima verstanden. Sie kannten sich bereits acht Jahre, als sich das Kind ankündigte. Sie hatten bis zum Schluß der Schwangerschaft miteinander geschlafen. Seine Frau hatte große Lust dazu, und so überwand er seine Zweifel und verwarf auch den Gedanken, daß für ihn bis dahin schwangere Frauen gleichbedeutend mit kranken Frauen waren. Doch letztlich denkt er, daß Claudia die lustvollere war. Eigentlich sei er ein Kinderverhinderer (Coitus interruptus) und damit ein wandelnder Lustkiller. Wenn früher die Freundinnen oder Claudia ihre Tage gehabt hatten, dann hatte auch er Spaß am Sex. Seine Sexualität sei ihm aber nie so wichtig gewesen. Und der «Grad» seiner sexuellen Aktivitäten wurde mitbestimmt durch die Partnerinnen. Trotzdem nimmt er an, daß er im körperlichen Bereich weniger Probleme habe als im seelischen.

Mit Claudia redet er nicht darüber. Für ihn ist Sexualität allgemein eher von schicksalhaften Fügungen bestimmt. Seine eigene war durchgängig von zufälligen Gelegenheiten geprägt. Durch Claudias selbstbewußten Umgang mit diesem Thema hat er seine Sexualität selbstbestimmter weiterentwickeln können. Ansonsten bleibt er dabei: Entweder es entwickelt sich etwas oder nicht. Mittlerweile haben beide ihr gemeinsames Intimleben darauf abgestimmt. Es sei fast immer so wie beim ersten Mal, erzählt er mir, aber er träumt auch davon, einmal richtig verführt zu werden.

Als seine Tochter geboren war, konnte er gut mit weniger Sex leben. Doch eine erfüllte Sexualität betrachte er schon als Bestätigung für beide.

Paul, 38, *Projektleiter*
in einem größeren Computerunternehmen

Paul erinnert sich an die Zeit, als er 21 Jahre alt war. Wenn er damals mit seiner Freundin schlief, schaltete er sein Gehirn einfach aus, genoß es, sich nicht unter Kontrolle haben zu müssen.

Er schildert diese wundervolle sexuelle Erfahrung mit dem Unterton der Wehmut. Sollte dieses lusterfüllte Zusammensein doch mit einem Schlag ein Ende haben. Er war gerade erst zwei Jahre mit Anna befreundet, als es passierte. Beide fühlten sich zwar auf eine mögliche Schwangerschaft vorbereitet. Aber eigentlich auch wieder nicht. Sie hatten viel über ihre gemeinsame Sexualität geredet und eben auch über die Möglichkeit, daß Anna schwanger werden könnte. Paul fügt hinzu: «Sexualität verändert sich, und es kommt darauf an, wie du sie leben kannst!»

Paul erklärt, daß er schon immer anders sein wollte. Als Mann und so weiter. So findet er es wichtig, daß man gelernt hat, auf andere Rücksicht zu nehmen, ihnen Aufmerksamkeit zu zeigen – und das habe etwas mit Erziehung zu tun. Paul wird leise, als er das erzählt. Ich frage ihn, ob er ein eher schüchterner Mann sei. Ja, er glaube, daß seine Mutter einen großen Anteil daran trage. Sie habe immer alles genau wissen wollen und sei geradezu nervig neugierig gewesen. Er habe sich kontrolliert gefühlt, und es sei für ihn schwierig gewesen, Beziehungen mit Frauen zu leben. Außerdem habe es die Mutter ihm schwergemacht, zumindest zu Hause zu seinen Freundinnen stehen zu können. Ich wundere mich ein wenig darüber, denn vor mir sitzt jemand, der vor männlichem Selbstbewußtsein nur so zu strotzen scheint. Das mit seiner Mutter, so sagt er, sei immer noch nicht ausgestanden. Daraufhin spreche ich ihn auf seine Außenwirkung an und erhalte die Antwort, daß dies eben nur äußerlich so sei.

Die Männergruppe, die Paul trotz eines zunehmend belastenderen Arbeitslebens und vielfältigster Anforderungen in der eigenen Familie in monatlichen Abständen besucht, förderte in einem Gespräch eine für ihn heikle Kindheitserinnerung zu Tage.

Er war ungefähr 11 Jahre alt, als der Vater (Sohn eines katholischen Lehrers) – für Paul völlig unerwartet – einen Konflikt mit einer nicht nachvollziehbaren Härte zu regeln versuchte. Damals wie heute, so denkt Paul retrospektiv, ein Beispiel für Unberechenbarkeit und Willkür nicht nur des Vaters. Und deshalb auch immer bedrohlich. Er hatte damals seine Chancenlosigkeit gegenüber diesem mächtigen Vater begriffen. Sicher, irgendwann wird er einmal mit seinem Vater darüber reden müssen...

In seiner Familie gibt es eine jüngere und ältere Schwester. Ich frage ihn direkt, ob er mit seinen Schwestern jemals über Sexualität gesprochen habe. Nein, nie. Damit sind wir wieder beim Thema: Beziehungen mit Frauen. Paul schildert mir die Jahre von 1984 bis 1985, als er aufgrund einer seelischen Krankheit seiner damaligen Frau fast alleinerziehender Vater war. Ich gewinne den Eindruck, daß Paul sich nicht gerne an die alten Zeiten erinnert.

Heute hat er eine neue Partnerin, Christiane (Psychologin), und mit ihr seit drei Jahren die gemeinsamen Zwillinge Thomas und Peter. Zusätzlich brachte Christiane ihre heute 14jährige Tochter Claudia mit in die Ehe. Das, was Paul heute mit Christiane erlebe, sei nicht unproblematischer, doch er glaube an die Beziehung. Er empfindet sich nicht mehr als leidend wie in der Zeit mit Anna. Das Leben mit ihr und Kathie hatte er als Herausforderung empfunden. Schließlich wollte er der perfekte Partner und Vater sein.

Paul wird etwas zurückhaltender, als er mir die Ursachen für die schleichenden Prozesse, die letztlich die Beziehung mit Anna zerstörten, schildert.

Eine schöne Sexualität hatte es für beide schon lange nicht mehr gegeben. Für ihn sei die Zeit direkt nach der Geburt von Kathie hart gewesen. Natürlich sei Sexualität auch immer abhängig vom sonstigen Zusammensein. Aber nach der Geburt war die Wahrnehmung für den jeweils anderen so verändert gewesen, daß auch ein wirkliches Miteinander-Reden kaum bis gar nicht mehr möglich war. Paul denkt nicht, daß die Anwesenheit des Kindes sexuelle Gefühle seinerseits unterdrückt hatte. Vielmehr spürte er ziemlich schnell, wie sehr Anna mit seelischen Problemen zu kämpfen hatte. Wenn sie miteinander sprachen, dann dominierten eher ihre Themen. Gefühle und Bedürfnisse seinerseits hätten keinen Platz gehabt – erst recht nicht das Thema Sexualität. Ab einem bestimmten Zeitpunkt sei Anna ziemlich mit sich selbst beschäftigt gewesen.

Den Phasen seelischer Krisensituationen Annas folgten zunehmend zeitlich schwer voraussehbare Klinikaufenthalte. Hinzu kam, daß Paul die Trennungen und das Wiedersehen als äußerst belastend für alle, aber besonders für Kathie, betrachtete.

Die Tatsache, daß Anna als Partnerin immer häufiger sozusagen nicht vorhanden war, löste in Paul die schlimmsten Befürchtungen aus. Er fühlte sich total auf sich allein zurückgeworfen. Um für den Unterhalt zu sorgen, brach er sein geliebtes Geographiestudium ab und arbeitete als Taxifahrer. Die Arbeitszeiten ermöglichten ihm, sein restliches Leben besser zu organisieren.

Jung sei er damals gewesen und damit belastbar in jeder

Hinsicht. Das war eine große Chance gewesen und zugleich eine Verunsicherung, aus der er zunächst keinen Ausweg sah. Bis dahin hatte er nicht gelernt, mit seelischen Problemen zurechtzukommen. Dann mußte er plötzlich gleich für zwei Menschen denken, das betrachtet er heute als sein persönliches Schicksal und letztendlich auch als Bewährung in seinem Selbstverständnis als Mann. Dazu gehört für ihn, offen über Sexualität, auch über seine Sexualität reden zu können.

Wir gehen in die Küche, und Paul beginnt, Backutensilien zusammenzustellen. Seine Tochter hat am nächsten Tag Geburtstag, und er hat ihr versprochen, einen Kuchen zu backen. Mit Heiterkeit erfüllt, erzählt er mir, wie er Christiane kennenlernte. Alles sei von Anfang an zufällig und ziemlich witzig gewesen. Eigentlich sei er lediglich auf der Suche nach einer Urlaubspartnerin gewesen. Und dann ergab sich alles andere wie von selbst. Er hatte sich das komfortable Wohnmobil seiner Eltern ausgeliehen, weil dies Unabhängigkeit bot. Außerdem liebe er die Enge, weil es ein kuschelig-behagliches Wohnen bedeutet und dies der Atmosphäre einer Höhle gleichkomme, eben genau richtig, um alles hinter sich zu lassen. Die rollende Höhle trennte und verband vor allem in den Nächten. Ihre jeweils eigenen Töchter hatten sie mitgenommen. Zum Glück seien sie sich alle irgendwie nähergekommen. Anfangs sah das nicht danach aus. Christiane vermutete die wildesten Absichten. Dennoch hatte sie sich auf das Abenteuer eingelassen. Alles war einfach endlich wieder schön gewesen. Die Kinder- und Erwachsenenwelt erlebte er als wohltuend und harmonisch. Es folgten noch weitere Kurztrips im Wohnmobil.

Es ist sehr wahrscheinlich, daß die beiden «Jungs» im Wohnmobil entstanden sind. Er fand das erste Mal wieder Vertrauen in eine Beziehung. Sie redeten viel miteinander. Aber wirklich in Kontakt mit jemandem kommen ist für ihn immer noch was anderes.

In seiner jetzigen Lebensphase ist ihm die Beziehung mit Christiane wichtig. Seine sexuellen Sehnsüchte ordnet er unter und betrachtet sie eher als «stinknormal». Sie haben ungefähr bis zum fünften Monat miteinander geschlafen. Doch dann habe sich ein Gefühl von Achtsamkeit bei ihm eingestellt. Etwas erstaunt frage ich, was er denn damit meine. Ja, er glaube, daß von Lust, Kraft und Emotionalität auch Gefahren ausgehen können. Er vermutet, daß diese Vorsicht ein Überbleibsel aus der Beziehung mit Anna sei, aber er halte daran fest.

Wenn er seinen Jungs zusieht und erlebt, wie Christiane mit ihnen schmust und sie küßt, zärtlich ist, ist er schon ein bißchen neidisch auf die Kerle. Und wenn ihm Christiane, aus seiner Sicht, ein reges Sexualleben vorenthält, weil sie müde und schlicht k. o. ist, dann bliebe ihm nur, auf bessere Zeiten zu hoffen. Aber er wird sich nicht verkneifen, seine Lust oder Geilheit auch zu zeigen. Er versucht keine Gelegenheit auszulassen, sie lustvoll verführen zu wollen.

Heute fragt er sich oft, wie er sich damit fühlt. Und läßt die Antwort offen. Er überlegt auch, sich sterilisieren zu lassen, um wieder eine freie Sexualität zu erleben, um wieder ein Gespür für Lust zu haben.

Martin, 35, *Computerfachmann*

Mit Martin rede ich gerade zwei Minuten, als er mir sagt, daß er grundsätzlich nur schwer zuhören könne. Also bitte ich ihn, sich kurz vorzustellen. Martin ist Mitte Dreißig, und als er heiratet, ist seine Frau im vierten Monat mit Zwillingen schwanger. Seine Frau Simone ist Sportlehrerin und versucht seit längerem schon, Haushalt, Kinder und Beruf unter einen Hut zu bringen. Er ist erfolgreich in seinem Beruf als Computerfachmann. Durch verstärkte berufliche Anforderungen ist die Zeit, die er zu Hause verbringt, zunehmend mehr eingeschränkt.

Mit 26 Jahren erlebte Martin die Scheidung seine Eltern. Er ist der älteste von drei Brüdern. Sein Vater hatte schon immer auch andere Beziehungen. Eines Tages setzte ihn seine Frau vor die Tür, und die Familie wurde auseinandergerissen. Seine Mutter wendete sich während der langdauernden Trennungsphase oft an ihn. Es ging ihr schlecht, und er versuchte in diesen Gesprächen, eine nahezu partnerschaftliche Atmosphäre zu schaffen. Zu seinem Vater hat er eine unverbindliche Beziehung.

Auf meine erste Frage hin, was er an Frauen besonders attraktiv findet, antwortet er mir, daß er brustbetont sei. Und Sexualität bedeute für ihn vor allem Entspannung. Er brauche Sex gerade so wie eine Dusche nach heftiger körperlicher Anstrengung. Für ihn sei es außerdem eine persönliche Form der Bestätigung, wenn er seine Partnerin zum Orgasmus bringe.

So sind wir schnell mitten im Thema, und ich frage ihn weiterhin nach seinen sexuellen Bedürfnissen und Wünschen.

In seinen früheren Beziehungen hat er gerne den aktiven Part übernommen. Die meisten seiner Freundinnen haben sich gern von ihm verführen lassen. Für ihn ist seine Sexualität in Ordnung, und er behauptet, jeder Mann täte gut daran, sich über seine sexuellen Phantasien mit der Partnerin offen auseinanderzusetzen. Er, Martin, müßte sich mit den Bedürfnissen und Gefühlen der Partnerin aktiv befassen, um sich wohl zu fühlen. Dies wäre nicht zu verwechseln mit männlichem Leistungsdenken im Bett.

Wie oft und wann hat er Gespräche über Sexualität mit seinen Freundinnen und mit seiner jetzigen Frau geführt?

Oft, meistens nachdem sie miteinander geschlafen hätten. Doch eigentlich sei er ein taktiler und körperbetonter Mann. Er denkt, daß das Reden über Sexualität in Partnerschaften hilft, den Körper des anderen kennenzulernen und damit zu einem besseren Körperverständnis zu gelangen. Außerdem wachse dabei das Bewußtsein darüber, daß eine sich ändernde Sexualität auch Chancen bietet und zunächst kein Grund sein sollte, die Beziehung in Frage zu stellen. Das sind die eigentlich bedeutenderen Erfahrungen innerhalb einer vertrauten Partnerschaft.

Ich frage ihn, inwieweit er glaubt, daß die Wunschvorstellungen und die Wirklichkeit sexuellen Erlebens für den Mann die Freiräume bieten könnten, eine echte eigene Sexualität zu entwickeln. Eine Sexualität jenseits von falsch verstandener Potenz und dem ungeduldigen Bedrängen der Partnerin. Martin antwortet, daß beide sich engagieren müßten mit dem Ziel, eine Vertrautheit zu entwickeln und sie beizubehalten. Er bezeichnet sich, was seine sexuelle Aktivität anbetrifft, als einen «80prozentigen Mann». Dies lasse die Bedürfnisse von Simone zu kurz kommen. Sie war, als sie sich kennenlernten, verschlossener. Sexualität bezog sie überwiegend auf das Gefühl, wie es zur Vereinigung kommt. Er spielt gern ein bißchen. Ihren Körper überall zu berühren, zu liebkosen steigert seine Lust. Und wie kommt er mit seiner Lust seit der Geburt zurecht? In ihrem gemeinsamen sexuellen Erleben fand – zunächst verbal – eine Annäherung statt. Wesentlich dazu beigetragen hat sein ungebrochenes Verhältnis zur Selbstbefriedigung, d. h. daß er sich im Beisein von Simone selbst befriedigt. Damit wolle er zunächst die Abgespanntheit und Lustlosigkeit Simones nach der Geburt der Kinder akzeptieren lernen. Darüber haben sie auch gesprochen. Dennoch würde Simone sich ihm gegenüber schuldig fühlen. Er sagt, daß er froh darüber wäre, wenn sie ebenfalls masturbierte. Sie wolle das aber nicht. Das Leben mit den Kindern und die allgemeinen Belastungen hätten grundsätzlich und trotz allem zu einer gemeinsam aufgebauten sexuellen Aktivität geführt.

Während der Schwangerschaft (beide sind sie Kinder von

Ärzten) waren sich beide sicher, daß ihre Lust ihren Zwillingen gesundheitlich nichts anhaben könnte. Ganz im Gegenteil, bis zum Ende der Schwangerschaft haben sie es genossen, regelmäßig miteinander zu schlafen. Martin schildert immer wieder, wie sehr er ihren Körper liebe, und verbindet die Schwangerschaft mit einem hocherotischen Erlebnis.

Als beide einmal kurz vor dem Höhepunkt spürten, wie aus Simones Brüsten Milch entwich und höchste Lustbarkeit signalisierte, empfand er ein ganz tiefes Gefühl von Nähe und Schönheit.

Heute ist Simone vor die Situation gestellt, ihre Spirale herausnehmen lassen zu müssen, so daß sie nun beide nicht wissen, wie sie künftig ihr Sexualleben absichern wollen. Zur Zeit verzichtet er. So haben es beide beschlossen. Er sagt mir, wenn es die Pille für den Mann gäbe, ohne Nebenwirkungen, er würde sie sofort nehmen. Zum Schluß unseres Gespräches sagt mir Martin, daß er seine Sexualität als echt und schlüssig empfinde. Daß es keine versteckten und ungelösten Konflikte gäbe.

Bernd, 34 Jahre, *Zivilfahnder*

Mit Bernd treffe ich mich in seiner Wohnung. Wir flüchten vor seinem dreijährigen Sohn, der gerade gebadet wurde und mir unbedingt seine neue Autobahn zeigen will. In der kleinen Küche trinken wir einen Espresso, und Bernd sitzt noch im Anzug vor mir. Dabei sieht er aus wie der typische Büromann.

Wir kennen uns aus dem Vaterkreis, und da taucht er immer in lässiger Freizeitkleidung auf. Doch jetzt zieht er endlich seinen Schlips aus und schaut mich fragend an. Wir können anfangen, gibt er mir zu verstehen.

Was findet er an Frauen? Er fühlt sich in erster Linie von ihrer Jugendlichkeit angezogen. Rein biologisch und so. Gerade die Zeit der Fruchtbarkeit einer Frau habe für ihn etwas Magisches. Die Rolle des Verführers gefalle ihm gut. Die unauffälligen, zärtlichen Gesten, der heiße Flirt seien sehr erotisch und gehören zum Vorspiel für ihn unbedingt dazu.

Mit 18 Jahren sei er zwei Jahre lang mit einer Frau zusammengewesen. Es sei niemals dazu gekommen, daß sie miteinander schliefen, aber die Beziehung sei für ihn hocherotisch gewesen. In dieser Zeit sahen sie sich ungefähr sechsmal und versuchten alle Spielarten erotischer Begegnungsweisen. Es gab eine tiefe innere seelische Verbundenheit.

Mit dieser Geschichte hat er mein Interesse geweckt, ihn nach seinem ersten sexuell erfüllten Zusammensein mit einer Frau zu fragen. Am Anfang seines Studiums lernte er eine etwas ältere Frau kennen. Mit ihr erlebte er die gesamte sexuelle Dimension einer Beziehung. Damals, er war ungefähr 23 Jahre alt, sah er das erste Mal, wie eine Frau einen Orgasmus hat. Sie nahm sich sehr viel Zeit für ihn, und mit ihr konnte er über seine Verklemmtheit reden. Durch sie bekam er ein Gespür für seine Lust. Das empfand er als einen Befreiungsschlag: Von da an lernte er, die Sexualität von Frauen zu respektieren.

Von sich selbst, sagt mir Bernd, hat er zu dieser Zeit einen nicht so guten Eindruck gehabt. Die Frau vermittelte ihm bald, daß sie ihn als langweilig empfand. Bernd denkt, daß immer schon ein gewisses Phlegma an ihm haftete – auch wenn es Phasen gab, in denen er den Frauen ein unglaublich guter Gesprächspartner sein konnte.

Aus dieser Selbsteinschätzung heraus entwickelte er eine Anhänglichkeit gegenüber Frauen – er klammerte. Die Loslösung aus der Bindung mit der etwas älteren Frau sei erst nach Phasen gegenseitiger tiefer Demütigung und Verletzung möglich gewesen. Nach der Trennung folgten die unterschiedlichsten Liebesabenteuer. Dabei sei er immer auch sehnsüchtig auf der Suche nach einer eigenen Sexualität gewesen. Ich frage ihn, ob es Männer gegeben habe, mit denen er über Sex sprechen konnte. Ja, sein bester Freund, der heute in New York lebt. Er war eher so der Typ «Macho», und er, Bernd, hatte sich schon immer als «Softi» bezeichnet. Sie redeten viel über Beziehungen mit Frauen. Mit 18 Jahren unternahmen sie einen USA-Trip, und er hatte viele Gelegenheiten gehabt festzustellen, daß sein Freund nichts «anbrennen» ließ. Für ihn sei das aber nie so möglich gewesen.

Wieder zurück in Berlin, zog er in eine eigene Wohnung, lebte dort aber nie alleine. Immer hatte er untervermietet an andere Männer. Mit einem Mann ergab sich eine vertraute Beziehung. Sie erzählten sich von ihren sexuellen Erfahrungen – aber mit Niveau, wie er mir gegenüber versichert.

Ich frage ihn, wann er denn das Gefühl hatte, sich seiner eigenen Sexualität total sicher zu sein. Und ob er sagen könne, daß er damit einverstanden ist.

Seine Antwort: «Eine eigene Sexualität gibt es nicht. Mit jedem Partnerwechsel verändert sich jedesmal auch die Sexualität.»

Die Zeit vom 18. bis 25. Lebensjahr erlebte er als seine Abenteuerzeit. Kurioserweise wußte er damals schon, daß er mit 25 Jahren heiraten und drei Kinder haben würde.

Mit Petra, seiner jetzigen Frau, habe er eine glückliche Beziehung. Sexuell passen sie zwar nicht so gut zusammen, aber sie haben großes Verständnis füreinander.

Die Petra, so versucht er ihre sexuelle Enthaltsamkeit zu erklären, sei in einer kleinbürgerlich christlichen Umgebung aufgewachsen. Infolgedessen, so glaubt er, lehnt sie es ab, Gespräche über Sexualität mit ihm zu führen. Zumindest initiiert sie dieses Thema nicht. Bernd glaubt aber, daß sie von ihm gelernt habe.

Am Anfang ihrer Beziehung war alles wie von alleine ge-

gangen. Bis zu dem Moment, als Petra eine hartnäckige Eilei-
terentzündung hatte. Er fühlte sich dafür schuldig, da eine
nicht ausgeheilte Infektion seinerseits höchstwahrscheinlich
eine Übertragung ausgelöst hatte. Doch «als wir schwanger
waren, konnten wir wunderbar miteinander schlafen. Wir gin-
gen äußerst lustvoll miteinander um. Bis die Fruchtblase
platzte und wir lachend ins Krankenhaus fuhren.» Eine Glück-
seligkeit legt sich über Bernds Gesicht, als er mir davon erzählt.
Glücklicherweise habe er fünf Wochen Urlaub gehabt und sei
für seinen Sohn vier Wochen lang die Mutter gewesen. Petra
hatte mit Kaiserschnitt entbunden und war nach der Geburt
total erschöpft. Sexuell verfuhr er in dieser Zeit nach dem
Motto: «lieber gepflegt onaniert, als verkrampft miteinander
geschlafen».

Nach der Geburt ihres Sohnes hatte sich ein tiefes Harmo-
niebedürfnis bei ihm eingestellt. Eine Grundvoraussetzung dafür ist für ihn, Ehrlichkeit und Verantwortung für die Liebe zu
entwickeln. Er flirte weiterhin gern, aber Treue müsse sein. Er
kann seine Lust gut kontrollieren, und Sexualität stellt sich für
ihn heute aus einem Glücksgefühl heraus ein.

Wenn er sich hin und wieder in seinem Phlegma erlebt,
kann er gut mit Petra darüber reden. Aber in diesem Zustand
mit ihr schlafen ist gegenüber früher unmöglich.

Olaf, 39 Jahre, *Diplomingenieur*

Mir gegenüber sitzt Olaf, er wirkt abgespannt, und es scheint,
als würde es ihm schwerfallen, sich auf meine Fragen zu konzentrieren. Auf seinen Vorschlag hin besuche ich ihn in seinem
Büro, damit wir ungestört von der Familie miteinander reden
können. Er ist mit Eva verheiratet, die er über berufliche Kontakte kennengelernt hat. Sie ist Polin, und gemeinsam haben
sie zwei Kinder. Olaf beginnt zu erzählen, daß er es als Be-

reicherung betrachte, daß Eva ihn durch ihren anderen kulturellen Hintergrund besonders fordere. Ich frage ihn, wie er das meinte. Die andere Mentalität Evas schaffe im alltäglichen Zusammenleben Probleme, die häufig unüberwindbar im Raum stehenbleiben. Sie würden viel ausschweigen. Er vertritt die Auffassung, daß es nichts bringt, Konflikte auch immer gleich auszutragen. Er mußte lernen, nicht darauf zu beharren, ein Problem sofort zu lösen, wenn die Partnerin das vielleicht gerade nicht wolle. Er erzählt mir von einer sechs Jahre dauernden früheren Liebesbeziehung. Sie war siebzehn und er dreißig Jahre alt, als sie sich über den Sport kennenlernten. Für ihn war es eine ganz innige Freundschaft. Dabei hatte er endlich auch seine sexuelle Erfüllung erlebt. Seine Sexualität war der Mittelpunkt seines Lebens gewesen. Mit dieser Partnerin hatte er alles geteilt und gelebt. Er begriff in dieser Zeit, daß Sexualität bis dahin keine Rolle in seinem Leben gespielt hatte. Nach der Trennung hatte er noch mal sechs Jahre gebraucht, um diese Beziehung zu verarbeiten.

Er glaubt, daß Sexualität nonverbal abzulaufen habe. Obschon er ein schlechter Verführer ist, glaubt er auch an so etwas wie Schicksal.

Heute sei Sex für ihn eine tolle Ergänzung, mehr aber auch nicht. Zwei Monate nach der ersten Schwangerschaft von Eva hatten sie wieder das erste Mal miteinander geschlafen, und das sei ganz o.k. gewesen.

Ihre sexuelle Zweisamkeit sei sehr stark abhängig von ihrer partnerschaftlichen Grundsituation. Er räumt ein, daß nach der Geburt des zweiten Kindes Eva darunter litte, wie sich ihr Körper verändert hat. Nach Möglichkeit wird er versuchen, dieses für Eva sensible Thema nicht vordergründig, unter dem Aspekt von Erotik oder Sexualität, anzusprechen. Er möchte ihr zu verstehen geben, daß auch sie lernen muß, offener mit ihm darüber zu reden. Sein Wunsch ist auch, Sexualität weniger mit dem Kopf zu leben. Aber er hat sich damit irgendwie abgefunden und wartet ab.

Ein gutes Zusammenleben ist ihm am wichtigsten. Alles andere spielt eine untergeordnete Rolle. Schließlich will er Eva nicht verletzen.

Versuch eines Resümees

Die Gespräche

Vorweg möchte ich festhalten, daß mir alle Väter im Anschluß an die Gespräche gestanden, daß sie noch nie richtig über das Thema Sex während und nach der Schwangerschaft nachgedacht haben.

Einer sagte mir, daß er sich bei meiner Fragerei wohl gefühlt habe, denn wann käme man(n) schon in die Situation, daß sich jemand für so etwas interessiere.

Allen Vätern gemein war die Vorfreude auf die Geburt ihrer Kinder, und alle wollten auch in jedem Fall dabeisein. Mit einer Ausnahme: Markus, er mußte/wollte von seiner Partnerin überredet werden.

Zum Beginn jeden Gespräches kam es mir darauf an, daß sich die Väter durch die Schilderung früherer sexueller Erfahrungen der Vielfalt sexueller Begegnungen erinnern. Den Umfang meiner Fragen machte ich davon abhängig, wie redselig mein Gegenüber war. Durch meine Forschheit bzw. Zurückhaltung – je nachdem, wie ich manche Fragen formulierte – hoffte ich, Vertrauen zu gewinnen.

Im Verlauf der Gespräche hatte ich nie den Eindruck von Unaufrichtigkeit, Kraftmeierei oder verletztem Schamgefühl.

Insgesamt habe ich mit zwölf Vätern gesprochen. Jedes der Gespräche dauerte im Schnitt viereinhalb Stunden. Allen erschien die Zeit immer viel zu kurz. Die Art, wie ich versuchte, eine Gesprächsführung durchzuhalten, sollte für die Väter erkennbar bleiben. Schließlich bin ich selbst Vater eines fast dreijährigen Jungen und lebe mit sexuellen Problemen.

Meine tiefere Absicht war – und das verstehe ich gewissermaßen auch als Aufgabe –, den Vätern, die dieses Buch lesen, den Rücken zu stärken, rechtzeitig und engagiert ihre sexuellen Probleme innerhalb ihrer Partnerschaft zu thematisieren.

Die «Ergebnisse»

Die freie Sexualität Pauls endete nicht mit der Geburt seiner Tochter, sondern mit der Krankheit seiner damaligen Freundin. Seine sexuellen Bedürfnisse traten in den Hintergrund und galten fortan als nicht mehr so wichtig. Wie massiv diese Zurückweisung gewesen sein muß, wird deutlich durch die offensichtlichen, grundlegenden Veränderungen seines sexuellen Selbstwertgefühls. Er wandelte sich vom einstigen aktiven zum passiven Liebhaber. Daß er nicht mit verdeckten Aggressionen auf die sexuelle Zurückhaltung seiner heutigen Partnerin reagieren muß, ist bemerkenswert.

Bei Martin ist auffallend, daß er zu den Männern/Vätern gehört, die klar ihre Sexualität bestimmen können. Für ihn ist Sex lebensnotwendig und nur wenig eigendynamischen Regeln unterworfen. Guter Sex als Basis für Wohlbefinden in der Partnerschaft. Bei ihm ist Sex eine zentrale Frage, und es scheint, daß er gelernt hat, durch Enthaltsamkeit eine ausgeglichene Sexualität mit seiner Partnerin gefunden zu haben. Er ist sexuell unbelastet und ist damit offen für die andere Sexualität seiner Partnerin. Seine frühe und aktiv gelebte Sexualität mit Frauen bescherte ihm Befriedigung. Wahrscheinlich schützt das nicht unbedingt vor sexueller Frustration, aber es hilft ihm, in Krisensituationen über Sexualität reden zu können.

Für Markus ist die Partnerin eine große Chance, sich in Zukunft besser in seinem Gefühlsleben gegenüber einer Frau zurechtzufinden. Dazu gehört ein bewußter Umgang mit seinem Sex. Sein Lebenstrauma besteht in der tiefen Verletzung durch die eigene Familie. Er gehört vielleicht zu den Männern, die mit der Zeugung ihre sexuelle Aufgabe erfüllt und damit ihre sexuelle Identität verwirklicht sehen. Er ist stark abhängig davon, wie und wann seine Partnerin sexuelle, erotische und Liebesgefühle ihm gegenüber einfordert. Weil er ängstlich und unsicher mit seinen Gefühlen umzugehen scheint, neigt er zu passiv gelebter Sexualität. Er kann Hilfe nur schlecht annehmen. Aber Fairneß der Partnerin gegenüber und der Wille, vom Sumpf der eigenen Geschichte endlich wegzukommen, werden ihn weiterhin umtreiben. Dabei werden die eigene Sexualität und Lustbarkeit mehr in den Vordergrund gerückt werden können.

Die sexuelle Geschichte von Bernd mit der älteren Freundin macht deutlich, daß gegenseitige Demütigung und Verletzung jede schöne Sexualität zum Erlahmen bringen können. Wenn noch persönliche Probleme hinzukommen, wird es für die folgenden Partnerinnen schwierig. Solche Erfahrungen müssen in Gesprächen verarbeitet werden. Deshalb ist Ausschweigen die denkbar schlechteste Voraussetzung, mit überkommenen Tabus aufzuräumen.

Lieben lernen

Die Geburt eines Kindes, das haben Sie erlebt, ist eine überwältigende Erfahrung, sie sprengt unsere Vorstellungskraft und führt uns in den Bereich der Wunder. Wunder halten eine Weile an, wirken im Alltag nach, krönen das Alltägliche. Das Wunder Geburt bewirkt eine seelische Erschütterung, erzeugt ein Gefühl eines beispiellosen Ausnahmezustandes, in dem wir hoffen, die Welt möge wenigstens für einen Augenblick stillstehen, und ein starkes Erleben der Exklusivität dieser Gefühle. Dieses Ereignis mit seinen außerordentlichen, fast überdimensionalen Gefühlsqualitäten von Freude und Stolz, aber auch mit seiner Kehrseite Angst und Unruhe, beansprucht unweigerlich und diktatorisch einen Hauptplatz im Leben. Alles andere wird eine Weile als zweitrangig erlebt.

Aber selbst die Wirkung eines Wunders klingt irgendwann einmal wieder ab, normalisiert sich, der Alltag schiebt sich wieder ins Bewußtsein und damit auch die Frage der Beziehung zum Liebespartner bzw. zur Liebespartnerin.

Ich habe schon in der Einleitung bemerkt, daß es keine einfachen Rezepte oder Lösungen für die sexuelle Situation in der Schwangerschaft und nach der Geburt gibt. Dazu ist sowohl der Sachverhalt als auch der Einzelfall zu komplex. Mit dem hier zusammengetragenen Material über Sexualität können Sie Ihre individuelle Situation in einem anderen Licht betrachten. Manchmal reichen schon Denkanstöße, um festgefahrene Gedanken wieder in einen kreativen Fluß zu bringen.

Die Frage «Was tun?» ist also nicht einfach, nicht schnell und nur ganz individuell für jedes Paar zu beantworten.

Trotzdem gibt es einige für alle Frauen und Männer wirkende Grundsätzlichkeiten, sozusagen das Fundament, auf dem sich unsere Sexualität entfaltet, auch die spezielle Sexualität in der Schwangerschafts- und Nachgeburtszeit. Um es noch einmal zusammenzufassen: Dies ist hauptsächlich aus vier Gründen eine schwierige Zeit für Sexualität, und zwar für alle Paare, nicht nur für Sie.

1. Es wirkt unser historischer christlich-sozialer Ballast: die dürftige, bedürftige, magere, lustlose, moralisch verurteilte Seite der Sexualität. Die Frauen stehen immer noch unter dem Schock jahrhundertelanger körperlicher Leibeigenschaft und die Männer unter der Last der körperlichen Grundbesitzer. Die Mentalität setzt sich immer noch – hoffentlich abnehmend – in den Köpfen fort, das zeigt sich in Sexualtherapien nur allzu deutlich. Wenn jahrhundertelang Frauen ihren Männern per Gesetz als subalterne Wesen bis in die sechziger Jahre unseres Jahrhunderts zu Willen sein mußten, dann kann die weibliche Willensbildung in den 90ern noch nicht sehr weit fortgeschritten sein und der wirklich selbst gefühlte, aus sich selbst heraus entwickelte sexuelle Wunsch und Wille ebenfalls nicht. Wir sind sozusagen noch im Embryonalzustand, im Versuchsstadium der Sexualgeschichte, besonders der weiblichen.

Aber wo der eine Teil des Paares, die Frau, jahrhundertelang sexuell lieblos, weil wenig wert, «genommen» wurde, konnte sich auch der andere Teil, der «Nehmende», im allgemeinen nicht zu einem kunstvollen Liebhaber entwickeln. Wenn wir dann noch unser gegenwärtiges geistiges Makroklima in dieser Gesellschaft hinzuaddieren, so wie der Sexualforscher Ernest Borneman im Stern (11/95) schrieb: «Wer täglich die Ellenbogen benutzt, kann sie im Bett nicht plötzlich einziehen. Es fehlt das, was eigentlich Orgasmen erzeugt, die Hingabe», dann ahnen wir, wie schwer es die Sexualität hat, sich zur Freude und zum Genuß beider zu entwickeln. Zwei Beschädigte, Geschädigte ergeben eben kein vollständiges, ideales Ganzes. Da sollten wir uns nichts vormachen. Und das ist eine Tragik für *beide*.

Wir alle sind behindert durch unsere sexuelle Vergangenheit – das ist die wenig erfreuliche Hypothek, aber es *ist* das Fundament, von dem aus wir die Schritte zur Umgestaltung unserer Sexualität machen.

Wenn wir uns also schwertun mit der Liebe, sind wir sozusagen historisch entschuldigt. Aber natürlich nicht freigesprochen vom kreativen Umgang mit dem Dilemma.

2. Das Kind setzt eine eindeutige Zäsur im Leben: So wie bisher geht es nicht weiter. Neues Nachdenken, neue Lebensformen, neue Kompromisse sind erforderlich. Durch die Existenz des Kindes verschiebt sich das bisherige Innenverhältnis eines Paares, meist in Gestalt einer Macht- und Bedeutungszunahme der Frau, selbst wenn sie nach außen möglicherweise ökonomisch an Macht verliert. Die Frau wird Mutter, das hat eine immense psychische Bedeutung, besonders für den Mann. Das veränderte Kräfteverhältnis muß erst einmal verdaut und akzeptiert werden und dann seine angemessene Form auch in der sexuellen Beziehung finden.

3. Die seelische und körperliche Situation der Frau ist durch die Schwangerschafts- und Nachgeburtseinflüsse eine Zeitlang nicht auf partnerschaftliche Sexualität zwischen Frau und Mann ausgerichtet, sondern auf Regeneration der Mutter und Sorge ums Kind.

4. Die Frau ist meist nur Trägerin des Symptoms «Lustlosigkeit», nicht aber die Verursacherin der sexuellen Schwierigkeiten. Oft schützt sie mit ihrer sexuellen Zurückhaltung oder Abwehr die Potenz des Mannes. Dies ist wichtig, um eine Verengung und Polarisation der Diskussion in Rich-

tung «Sie frigide – er potent» und damit eine Verflachung der wirklichen Problematik zu verhindern.

Diese vier Fakten bilden also den Urgrund, auf dem das Sexualverhalten um die Geburt herum verständlich wird und von dem aus die Lust neu zu entdecken ist.

Die Lust neu entdecken

Die Lust neu entdecken kann heißen, es gab da vorher wenig oder nichts, d. h., es eröffnet sich mit der Schwangerschaft eine ganz neue körperliche Welt. Es kann aber auch heißen, an Bekanntem neue Dimensionen zu erfahren und andere Seiten aufzuspüren. In vielfältiger Weise beginnt also eine sehr aufregende Abenteuerreise in Neuland.

Der Körper der Frau

Schwangerschaft, Geburt und Stillen konfrontieren uns, Mann und Frau, mit unserem Körper. Dem können wir nicht entgehen. Wir werden ja geradezu gezwungen, ihn zu beobachten und uns mit ihm zu beschäftigen und ihn zu pflegen. Ihm sozusagen Tribut zu zollen viele Monate lang. Er ist da sehr unerbittlich. Wir haben viele Gelegenheiten zu spüren, was er uns bedeutet. Wir werden extrem körperlich. Diese Gelegenheit haben wir nicht oft in unserem Leben, wir sollten sie nutzen. Viele Frauen erinnern sich gut und gern an das befriedigende Körpergefühl, sich in der Fülle der Kraft und ganz und gar Körper im ureigensten Rhythmus die Straße entlangzuschieben entgegen der orts- und zeitüblichen Hektik.

Die Lust neu entdecken heißt also besonders, den Körper neu entdecken als Lust- und Schmerzträger, als Hort intensivster Gefühle und ihn kennenzulernen in seiner erstaunlichen Leistungsfähigkeit. Diese extreme Körperlichkeit, die ja eine Folge der Sexualität ist, weist den Weg wieder hin zur Sinnlichkeit und Sexualität. Entweder der Kreis schließt sich hier auf derselben Ebene, wir scheuen den Umbruch und gehen in das Vertraute, Gewohnte, wahrscheinlich sexuell nicht ganz Befriedigende zurück, oder wir ergreifen die Chance und sind offen für eine Spiralbewegung nach oben zu einer sich immer feiner entwickelnden Lust.

Als Frau sollten Sie es genießen, sich Ihrem Körper in der Schwangerschaft und danach hinzugeben. Er ist der Wegweiser zu mehr Sinnlichkeit in Ihrem Leben. Aber gehen Sie schrittweise vor und gestatten Sie sich Ruhe!

Der Körper muß sich in der und später von der Schwangerschaft erholen, er will gepflegt werden. Versuchen Sie, ihm und sich selbst eine gute Mutter zu sein. Schwangerschaft und Geburt sind keine Krankheit, das ist richtig, trotzdem sind sie ein Ausnahmezustand mit besonderen Anforderungen. Ernähren Sie ihn gut, gönnen Sie ihm Massagen und Gymnastik! Er leistet Großes! Der Zeitgeist fordert zwar, nicht allzuviel Umstände mit den Umständen zu machen, beruflich zeigen Frauen tunlichst, daß sie keine Ausfallerscheinungen haben. Schnell wieder sein wie vorher, schnell wieder in die gleichen Kleider und Hosen passen, das sind geltende Maximen, dabei ist doch kaum etwas wie vorher. Aber spätestens in der Rückbildungsgymnastik, wenn Rücken und Bauchmuskeln bei den Übungen keinen Einsatz zeigen, wird klar, der Körper ist überaus angestrengt. Unser Maßstab in den Köpfen sind immer noch sehr häufig die Urgroßmütter, die angeblich am Feldrand ihre Kinder bekommen haben und sofort wieder einsatzfähig waren, bei näherem Hinsehen jedoch ein Leben führten, das sie körperlich und seelisch schnell verbrauchte. Also klären Sie, wer *Sie* sind und was *Sie* brauchen!

Die Lust neu entdecken kann heißen, daß wir auf einer tieferen Ebene ganz neu zusammenfinden. Dazu ist ein realistischer Blick auf den Partner nützlich, mit einem Quentchen dieses idealistisch-romantischen, nachsichtigen Urgefühls aus der Phase der Verliebtheit.

Die Elternschaft bietet die Chance, uns selbst neu zu entdecken, in uns eine andere Dimension zu erkennen, eine größere Sensibilität und Stärke, als ob die Pole zwischen Weichheit und Kraft weiter gespannt sind als vorher. Wir können emotional weicher und doch seelisch kraftvoller sein. Als Frau erfahren wir aber auch den Partner neu in seinen väterlichen und kindlichen Anteilen, vorher war er vielleicht nur Partner und Geliebter, nun ist er auch Vater und notwendig auch Sohn, d. h. seine psychische Gestalt rundet sich ab. Für den Mann wird aus der bisherigen Geliebten und Partnerin nun auch Mutter und Tochter, auch ihre verschiedenen Seiten komplettieren sich und bilden ein neues Ganzes. Das kann sehr lustvoll erlebt werden, es kann allerdings auch mit massiven Ängsten konfrontieren.

Auf alle Fälle wird aber durch das Körper-Seele-Erlebnis Schwangerschaft, Geburt und Stillen ein Tor geöffnet zu einer tieferen Ebene. Sie müssen nur den Mut haben, sie wahrzunehmen und zu betreten!

Sexualität als Fortsetzung der Kommunikation mit anderen Mitteln

In der Sexualität und der Kommunikation suchen die Menschen das gleiche: intensive Nähe und Verschmelzung, nur bevorzugen die Männer eher den Weg über die Sexualität, die Frauen eher den Weg über die Kommunikation. Das legt Konflikte an.

Eine gute Sexualität, das lehrt die Erfahrung, regelt einiges, aber – das habe ich ja hinreichend belegt – sie ist in vielen Beziehungen nicht der Ort der Harmonie und des tiefen wortlosen Verstehens. Deshalb ist ein wesentlicher Bestandteil der Konfliktbeilegung das Zweiergespräch in der Paarbeziehung. Aber, auch das lehrt die Erfahrung, das ist einfach gesagt und schwer getan! Und, vor allen Dingen, selten getan. Über diesen Tatbestand werden viele Illusionen gehegt und gepflegt. Der Trugschluß mangels besseren Wissens und Fragens liegt darin, daß die meisten Paare glauben, alle anderen Paare schliefen ganz oft zusammen und stünden in beständigem engem Gesprächskontakt. Mitnichten. Es ist *nicht* so, daß alle Paare gut und viel miteinander reden, und nur Ihnen gelingt das nicht.

Auch das ist neu in der Menschheitsgeschichte: Das Gespräch zwischen Männern und Frauen wird in der Hoffnung angestrebt, sich mitzuteilen, gehört und verstanden zu werden und einen lebbaren Kompromiß für die vielen Meinungsverschiedenheiten und Alltagsentscheidungen zu finden.

Diese Gesprächskultur müssen wir erst lernen. Die alten Griechen, unser Vorbild für Demokratie und Hochkultur, haben nicht mit ihren Ehefrauen gesprochen, das taten sie mit Männern, als Gleiche unter Gleichen. Denn Ehefrauen waren nicht gleich.

Auch der normale Römer bekämpfte und vergiftete die Römerin eher (und umgekehrt), als daß beide ein tiefgehendes, vertrauensvolles Gespräch miteinander führten. Zwischenmenschliche Beziehungen waren gefährlich, oft lebensgefährlich. Und auch lange Jahrhunderte Christentum, in denen die Frau als der direkte Weg ins Fegefeuer galt (vgl. Thomas von Aquin und Kirchenvater Augustinus), förderten nicht gerade das intersexuelle Zweiergespräch. Am ehesten können wir noch von einigen Romantikern aus der Literatur des letzten Jahrhunderts lernen, was es heißt, sich dem anderen mitzuteilen und ihn zu hören.

Also werfen Sie sich nichts vor, wenn die häuslichen Gespräche schleppend verlaufen, sondern trösten Sie sich damit, daß wir auch mit dem Versuch, intensive Paargespräche zu führen, eine historische Pionierleistung vollbringen. Lassen Sie sich nicht entmutigen!

Die Kunst des Gesprächs

Wenn Sie Ihre Zwiesprachen Revue passieren lassen, wird Ihnen vielleicht auffallen, daß Sie als Paar vor der Geburt Ihres Kindes möglicherweise viele Gesprächsthemen hatten, die meisten aber die Beziehung nicht oder nur am Rande betrafen. Oder es waren zwei nebeneinanderstehende Monologe mit wenig Bezug aufeinander. Auch das hat sehr viel Ähnlichkeit mit der Sexualität, bei der ja auch oft zwei Liebes- oder Körpermonologe nebeneinander her ablaufen, ohne daß wirklicher Kontakt entsteht.

Es steht also an, ins Gespräch (zurück-) zu finden, möglichst vorsätzlich, und organisiert und willens zu sein, dann auch im Gespräch zu bleiben – trotz so vieler Ablenkungsmöglichkeiten. Bringen Sie mutig die Diskussion über Sexualität in Gang. Sie ist notwendig. Aber erwarten Sie nicht, damit große Freude auszulösen. Dazu sind sowohl das Gespräch als auch das Thema mit zuviel Abwehr belegt. Freuen Sie sich, wenn es trotzdem ein gutes Gespräch wird. Geht es schief, werten Sie es als Generalprobe zu einer gelingenden Premiere.

Wenn Sie scheinbar unüberwindliche Barrieren spüren, reden Sie möglicherweise besser erst einmal mit Ihrem Freund/Ihrer Freundin, um sich Klarheit über Ihre Situation zu verschaffen. Vielleicht haben Sie auch gemeinsame Freunde oder Ehepaare, die in der gleichen Situation sind wie Sie. Wenn Ihnen all dies nicht möglich ist, wenden Sie sich an Fachleute, bevor sich Ihre Liebe in einer Sackgasse befindet.

Ziele des Paargesprächs

1. Lernen Sie zu formulieren, wie es Ihnen geht. Die Chance zu ergreifen, über die Geburtssituation sich selbst, sowohl als Frau wie auch als Mann, in den Gedanken und Reaktionen besser kennenzulernen und zu begreifen.

2. Für Frauen ist es immer noch wichtig, die Sexualität zum eigenen Thema zu machen und eigene sexuelle Freiheiten zu entwickeln. Stehen Sie zu dem, was Sie wirklich fühlen und möchten zum gegenwärtigen Zeitpunkt, und äußern Sie das auch.

   Die Wünsche können sich ändern, aber im Augenblick sind sie so und nicht anders. Frauen müssen sich das Gefühl noch erwerben, wirkliche Subjekte zu sein in der Schwangerschaft, während der Geburt und in der Sexualität.

3. Sie brauchen den Mut, die eigenen Bedürfnisse zu erkennen, klar anzusprechen und trotzdem gleichberechtigt die Bedürftigkeit und Wünsche des andern zu hören, zu akzeptieren und zu respektieren.

4. Akzeptieren Sie die Notwendigkeit, sich als Paar im Alltagsleben einen Platz zu reservieren und die Beziehung neu zu kreieren. Die Liebe braucht Pflege und Schonung. Sie braucht ein Polster, ein Guthaben, einen Fundus, eine Reserve an schönen gemeinsamen Erfahrungen als Puffer für Krisenzeiten. Dieses Gemeinsame hat vielleicht erst einmal wenig mit Sexualität zu tun. Die Gemeinsamkeiten sind ungefährlicher auf nichtsexuellen Gebieten zu leben, weil sie dort weniger störanfällig sind. Vielleicht bedeutet das, übergangsweise Abschied zu nehmen von der (im positiven Sinn) spontanen oder (im negativen Sinn) von der automatischen Sexualität.

5. Verabschieden Sie sich vom Perfektionismus. Der Anspruch, eine partnerschaftliche Beziehung mit einem engen seeli-

schen, sexuellen und gleichberechtigten Austausch zu leben, ist so neu, daß wir alle Lernende sind. Die Paare ebenso wie die Therapeuten.

6. Haben Sie Mut zum «Check-up» der Beziehung. Die Zeit ist günstig, weil sowieso vieles in Bewegung geraten ist und neu geordnet werden muß. Warum nicht auch die Sexualität?

7. Check-up heißt nicht, einen radikalen Rundumschlag zu landen, eine schonungslose Generalabrechnung mit allem, wozu Sie bisher immer geschwiegen haben. Die Grundvoraussetzung ist erst einmal genaues Hinschauen: Was stört mich, worunter leide ich, was möchte ich statt dessen. In sexueller Hinsicht sind die meisten von uns unsicher oder verletzt, deshalb formulieren Sie Ihre Wünsche oder Kritik besser in einer Weise, die den anderen nicht weiter verwundet oder verschließt.

8. Notwendig für das gute Gelingen einer Paarbeziehung ist es, ein Wir-Gefühl mit der neugeschaffenen, eigenen Familie zu entwickeln. Mit dem Kind werden ja zarte Bande einer neuen Dreierbeziehung geknüpft. Diese gilt es zu pflegen und ihnen eine kraftvolle Struktur zu geben, damit sie sich gegen die alteingesessenen Beziehungsgeflechte der Ursprungsfamilien von Mutter und Vater behaupten können. Suchen Sie einen abgeklärten Abstand zu ihnen, d. h., erzählen Sie Ihrer Frau nicht täglich, daß Ihre Mutter besser gekocht hat, bzw. Ihrem Mann, daß Ihr Vater aber die schöneren Spielsachen basteln konnte.

9. Es ist sicher wichtig, ein klares Bewußtsein von einer gemeinsamen Paaridentität zu entwickeln. Kein leichtes Unterfangen in einer Gesellschaft, die die persönliche Selbstverwirklichung auf ihre Fahnen geschrieben hat. Es gestaltet sich zu einer täglich neu zu bewältigenden Gratwanderung, die notwendige Selbstfindung und Sinnsuche in eine über-

greifende Gemeinsamkeit einzubetten und beides nicht gegeneinander auszuspielen. Wir müssen also gut abwägen zwischen Autonomie und Zweisamkeit.

10. In einem gemeinsamen Gespräch gilt es auch, eine Übereinstimmung zu finden, welcher Stellenwert der Sexualität in Ihrer Beziehung zugewiesen wird. Im Rahmen einer US-amerikanischen Untersuchung wurden 50 langjährige Ehepaare, die sich als glücklich bezeichneten, nach dem Fundament ihres Glücklichseins befragt. Aus den Antworten ging hervor, daß eine liebevolle sexuelle Beziehung als überaus wichtiges Bindemittel zwischen den Partnern gesehen wurde: «Ein erfülltes Geschlechtsleben, ganz gleich, wie das Paar es auch definiert, gehört zum eigentlichen Kern der glücklichen Ehe. Das Schlafzimmer ist ein besonderer Raum für ausgelassenes Spiel, Lachen und erotische Freuden, für Abenteuer, Leidenschaft, und auch – in beidseitig akzeptierten Grenzen – Aggression. Hier kann es endlich gelingen, sich von den Tabus der Kindheit zu befreien. Einen besseren Gegenpol zu den Anforderungen des Alltags gibt es nicht» (Wallerstein 1996, S. 23).

Diese Bedeutung der Sexualität zwischen den Partnern schließt jedoch ein, daß es trotz beidseitig befriedigend erlebter Sexualität Phasen sexuellen Desinteresses oder von Abstinenz gibt, und bedeutet nicht pausenlose, permanente Leidenschaft.

11. Klären Sie gemeinsam, was für Sie Sexualität bedeutet. Und bedenken Sie dabei: Sexualität ist mehr als Geschlechtsverkehr. Es ist Schmusen, Kuscheln, Küssen, Streicheln, Gebären und Stillen – aber es ist auch Geschlechtsverkehr, zusammen schlafen, die sogenannte Penetration, kein schönes Wort, weil wir aus Frauensicht leicht penetrant und aufdringlich assoziieren, da regt sich schnell Abwehr. Nennen wir es lieber das In-sich-Aufnehmen des Mannes.

Sie können auf diesen Teil der Sexualität verzichten, es gibt keinen Zwang zu irgend etwas in der Partnerschaft. Aber über das, was man unterläßt, nachzudenken, bringt weiter.

12. Denken Sie daran, daß Sie selbst verantwortlich sind für das, was Sie sexuell erleben. Daß Sie die Macht haben, Weichen zu stellen oder Grenzen zu setzen.

13. Versuchen Sie, Ihren Kindern Raum zu geben, ohne ihnen die Kontrolle über die elterliche Paarbeziehung gleich mit auszuhändigen. Die Kunst besteht darin, je nach Bedürfnis und Notwendigkeit zwischen der Rolle als Elternpaar und der als Liebespaar hin- und herzupendeln und beide Pole gleichgewichtig zu besetzen. Sie helfen sich als Liebespaar am besten, wenn Sie sich die Elternschaft teilen und dafür sorgen, daß die Liebe die Umstellungen, die die Geburt des Kindes mit sich bringt, überlebt, indem Sie kinderfreie Zonen für Ihre Liebe schaffen.

14. Überfordern Sie sich nicht! Akzeptieren Sie gemeinsam, daß Sie sich in einer Zeit der fürsorglichen Liebe, der tiefen Liebe zum Kind, aber weniger in einer Hoch-Zeit der Erotik und der partnerschaftlichen Sexualität zwischen Mann und Frau befinden.

Wir können das so schwer akzeptieren, weil wir dem Ideal einer dauerhaft leidenschaftlichen Zweierbeziehung nachhängen, obwohl die Realität uns oft eines anderen belehrt. «Der sexuelle Alltag, das ganz normale sexuelle Desinteresse von Menschen, die auch nach der Phase der Verliebtheit in einer intimen nahen Beziehung leben, verunsichert, beunruhigt, entwertet heute Partnerschaft und Partner – und wird zum Symptom. So wird heute für viele ein Zustand – nämlich Perioden sexueller Langeweile – unerträglich, ein Zustand, der eigentlich fester Bestandteil fester Beziehungen ist.» (Schmidt, 1994/1995, S. 23).

Die Frage ist also, ob die Zeit der sexuellen Abstinenz,

die Sie möglicherweise gerade erleben, ein normaler Zustand einer festen Beziehung ist, die im Augenblick nur einen anderen Schwerpunkt hat, nämlich die gemeinsame Freude und Sorge um ein Kind, oder ob sie wirklich ein Symptom für eine tiefer liegende Beziehungs- oder Sexualstörung ist. Dies ist nicht von hier aus zu beantworten, diese Frage können nur Sie selbst, möglichst gemeinsam mit Ihrer Partnerin/Ihrem Partner, bearbeiten.

15. Bevor die Lust wirklich neu entdeckt werden kann, muß die Lustlosigkeit identifiziert werden. Warum tritt sie auf, was verbirgt sich dahinter, was ist der «Symptomgewinn», d. h., Sie sollten sich ehrlicherweise auch fragen, was Sie von der Unlust haben.

Auch hier wieder einige Denkanregungen und Fragestellungen:

– Haben Sie möglicherweise ein Kind, aber nicht wirklich den Vater/die Mutter in ihrer Eigenschaft als Mann und Frau gewollt?

– Vielleicht brauchten Sie einen Ernährer, die Sicherung der materiellen Seite Ihrer Existenz als Mutter?

– Oder eine mütterliche Versorgerin, die den Alltag regelt?

– Leben Sie unbewußt das Modell Ihrer Eltern, die Ihnen vielleicht nicht als liebendes Paar, sondern als Zweckgemeinschaft zu Existenzbewältigung erschienen?

– Erleben Sie in der neuentstandenen Dreiecksbeziehung alte Rivalitätsgefühle, die noch aus Ihrer nichtbewältigten Vater-Mutter-Kind-Beziehung stammen und Ihnen den Weg zu Ihrem Partner verstellen?

– Vielleicht schwant Ihnen in dieser veränderten Situation mit veränderten Anforderungen, daß Sie möglicherweise den falschen Partner gewählt haben. Auch das könnte eine Erkenntnis sein.

Das sind unangenehme Fragen, die wir uns ungern stellen, wenn die Antwort ein Ja ist. Trotzdem sollten sie gestellt und beantwortet werden. Nur so wird der Weg zu einer wirklich glücklichen Beziehung frei.

Schlußwort

Die Pflege der Beziehung in der frühen Elternschaft ist besonders wichtig und nötig, sie braucht besondere Aufmerksamkeit. Die höchste Scheidungsrate liegt in der Zeit vor dem Kindergartenalter, da liegt der Schluß sehr nahe, die Gründe auch in der Vernachlässigung der Paarbeziehung zu suchen.

Durch die sinkende Kinderzahl haben Kinder in unserer Gesellschaft eine große Bedeutung gewonnen, so daß der besondere Wert der Liebes- und Paarbeziehung manchmal – zumindest übergangsweise – kaum noch zum Tragen kommt. Kinder wurden lange Zeit nicht ernstgenommen, es ist also gut, daß sie nun Aufmerksamkeit genießen, aber nicht um den Preis der gescheiterten elterlichen Liebesbeziehung. Das nutzt auch den Kindern nichts.

Was also bleibt im Kern zu tun? *Lieben lernen* – auf *beiden* Seiten. Das ist die Grundlage der Sexualität. Es ist eine Frage der inneren Einstellung und Überzeugung, eines inneren Wunsches und nicht eine Frage der sexuellen Technik.

Dieses Liebenlernen ernst nehmen heißt ihm Zeit und Raum geben.

Lieben lernen in dieser Situation heißt, den Partner, Mann oder Frau, genauso ernst nehmen wie das Kind. Diese innere Haltung zeigt sich täglich in Gesten, Mimik, Worten, Taten. Dazu brauchen wir eigentlich keinen extra Termin, sondern den Wunsch, das liebevolle Potential für den Partner in uns wieder freizusetzen.

Literatur

Albrecht-Engel, Ines: Geburtsvorbereitung, Handbuch für werdende Mütter und Väter, Reinbek 1993 (rororo 9392)

Alpert, Judith: Psychoanalyse der Frau jenseits von Freud, Berlin, Heidelberg 1992

Arentewicz, Gerd / Schmidt, Gunter: Sexuell gestörte Beziehungen. Konzept und Technik der Paartherapie, Berlin, Heidelberg, New York 1980

Benard, Cheryl / Schlaffer, Edit: Laßt endlich die Männer in Ruhe, Reinbek 1992 (rororo 9197)

Borneman, Ernest: Das Patriarchat, Frankfurt am Main 1991

Buddeberg, Claus: Sexualberatung, Stuttgart 1983

Bullinger, Hermann: Wenn Paare Eltern werden, Reinbek (rororo 8096)

Chasseguet-Smirgel, Janine: Psychoanalyse der weiblichen Sexualität, Frankfurt a. M. 1974

Cöllen, Michael: Das Paar, Menschenbild und Therapie der Paarsynthese, München 1989

Dethlefsen, Thorwald / Dahlke, Rüdiger: Krankheit als Weg, München 1983

Deschner, Karlheinz: Das Kreuz mit der Kirche, Eine Sexualgeschichte des Christentums, München 1991

Dick-Read, Grantly: Der Weg zur natürlichen Geburt, Hamburg 1979

Diekmann, Dorothea: Unter Müttern, Berlin 1993

Dörrzapf, Reinhold: Eros, Ehe, Hosenteufel, Frankfurt a. M. 1994

Dreyer, Peter / Ahrendt, Hans-Joachim / Beilfuß, Carmen: Und hinterher ist alles anders. Libido und Orgasmus postpartum, Leipziger Hefte zur Sexualität, Heft 6/1995, S. 7–27

Duby, Georges / Perrot, Michelle: Geschichte der Frauen, Frankfurt a. M., New York 1993

Duerr, Hans Peter: Sedna oder Die Liebe zum Leben, Frankfurt a. M. 1990

Dunde, Siegfried Rudolf: Handbuch Sexualität, Weinheim 1992

Eicher, Wolfgang: Orgasmus und Orgasmusstörungen bei der Frau, Weinheim 1991

Flessenkemper, Gabriele: Rettet die Liebe vor den Kindern, Reinbek 1994 (rororo 9588)

Freud, Sigmund: Drei Abhandlungen zur Sexualtheorie, Frankfurt a. M. 1989

Gebhard, Paul / Raboch, Jan / Giese, Hans: Die Sexualität der Frau, Reinbek 1968 (rororo 8001)

Gelis, Jacques: Die Geburt. Volksglaube, Rituale und Praktiken von 1500–1900, München 1989

Gloger-Tippelt, Gabriele: Schwangerschaft und erste Geburt, Stuttgart 1988

Grabrucker, Marianne: Vom Abenteuer der Geburt, Frankfurt a. M. 1991

Habermehl, Werner: Sexualverhalten der Deutschen, München 1993

Hilsberg, Regina: Schwangerschaft, Geburt und erstes Lebensjahr, Reinbek 1988 (rororo 8519)

Hotfilter-Menzinger, Christiane: Keine Lust auf Lust, München 1995

Kaplan, Louise: Weibliche Perversionen, München 1991

Kernberg, Otto: Aggression und Liebe in Zweierbeziehungen. In: Psyche, Zeitschrift für Psychoanalyse, 46. Jg., 1992, Nr. 9, S. 812

Kinsey, Alfred: Das sexuelle Verhalten der Frau, Frankfurt a. M. 1970

Kitzinger, Sheila: Frauen als Mütter, Mutterschaft in den verschiedenen Kulturen, München 1986

dies.: Sexualität im Leben der Frau, München 1986

Kockott, Götz (Hg.): Fortschritte der Klinischen Psychologie 10, Sexuelle Störungen, München 1977

Klotz, Theodor, Sengersdorf, Andrea: Kein Spaß am Sex?, Stuttgart 1995

Kummer, Irene: Wendezeiten im Leben der Frau, München 1992

Leboyer, Frédéric: Weg des Lichts, München 1984, Reinbek 1984 (rororo 7855)

Masters, William / Johnson, Virginia: Die sexuelle Reaktion, Reinbek 1989 (rororo 7814)

Meier-Seethaler, Carola: Ursprünge und Befreiungen, Frankfurt a. M. 1992

Moeller, Michael Lukas: Die Liebe ist das Kind der Freiheit, Reinbek 1986

Möller-Gambaroff, Marina: Zur psychosexuellen Entwicklung der Frau aus psychoanalytischer Sicht. In: Psychosomatische Probleme in der Gynäkologie und Geburtshilfe, Berlin, Heidelberg 1984

Müller-Pozzi, Heinz: Psychoanalytisches Denken, Bern 1991

Nieden; Sabine zur: Weibliche Ejakulation, Beiträge zur Sexualforschung, Stuttgart 1994

Odent, Michel: Geburt und Stillen, München 1994

Paglia, Camille: Die Masken der Sexualität, München 1995

Petzold, Matthias: Familienentwicklungspsychologie, München 1992

Reimers, Tekla: Die Natur des Geschlechterverhältnisses, Frankfurt a. M. 1994

Rothmaler, Susanne: Hure oder Heilige? Sexualität in Schwangerschaft und früher Mutterschaft. In: Leipziger Texte zur Sexualität, Leipzig, Heft 6/1995, S. 43–53

Schenk, Herrad: Frauen und Sexualität, München 1995

Schmidt, Gunter: Lustlosigkeit. Gesellschaftliche und klinische Aspekte. In: Psychosomatische Gynäkologie und Geburtshilfe 1994, Gießen: edition psychosozial

Schnack, Dieter / Neutzling, Rainer: Die Prinzenrolle. Über die männliche Sexualität, Reinbek 1994 (rororo 9966)

Shorter, Edward: Der weibliche Körper als Schicksal, München 1984

Sichtermann, Barbara: Weiblichkeit. Zur Politik des Privaten, Berlin 1983

Sigusch, Volkmar: Therapie sexueller Störungen, Stuttgart 1975

Sydow, Kirsten von: Lebenslust. Weibliche Sexualität von der frühen Kindheit bis ins hohe Alter, Bern 1993

Tannahill, Reay: Kulturgeschichte der Erotik, Frankfurt a. M. 1983

Wallerstein, Judith: Das Einmalneun des Eheglücks. In: Psychologie Heute, Heft 2/1996, S. 20–27

Weller, Konrad: Das Sexuelle in der deutsch-deutschen Vereinigung, Leipzig 1991

Welter-Enderlin, Rosemarie: Paare – Leidenschaft und lange Weile, München 1992

Zimmer, Dirk: Sexualität und Partnerschaft, München 1985

Schwangerschaft, Geburt und die ersten Lebensjahre.

Ines Albrecht-Engel (Hg.)
Geburtsvorbereitung *Handbuch für werdende Mütter und Väter. Empfohlen von der Gesellschaft für Geburtsvorbereitung*
(rororo sachbuch 9392)

Hermann Bullinger
Wenn Männer Väter werden *Schwangerschaft, Geburt und die Zeit danach im Erleben von Männern*
(rororo sachbuch 7751)
Wenn Paare Eltern werden *Die Beziehung zwischen Frau und Mann nach der Geburt des Kindes*
(rororo sachbuch 8096)

Irene Dalichow
Sanfte Massagen für Babys, Kinder und Eltern *Liebe, die durch die Haut geht*
(rororo sachbuch 8597)

Ulrich Diekmeyer
Das Elternbuch 1 - 6
(rororo sachbuch 9120 - 9125)

Sabine Friedrich / Volker Friebel
Einschlafen, Durchschlafen, Ausschlafen *Ruhigere Nächte für Eltern und Kinder*
(rororo sachbuch 9397)

Regina Hilsberg
Schwangerschaft, Geburt und erstes Lebensjahr *Ein Begleiter für werdende Eltern*
(rororo sachbuch 8519)

Cornelia von Hoerner-Nitsch
Das Schmusebuch *Zärtliche Spiele für Babys, Kinder und Eltern*
(rororo sachbuch 8531)

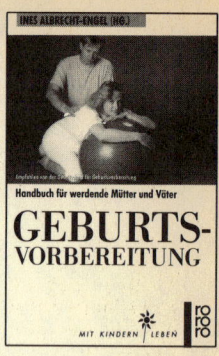

INES ALBRECHT-ENGEL (HG.)

Handbuch für werdende Mütter und Väter

GEBURTS-VORBEREITUNG

rororo
MIT KINDERN LEBEN

Inga Bodenburg / Gunhild Grimm
Was will das Kind denn bloß? *Kleine Kinder verstehen und ihnen mehr Erfahrungen ermöglichen*
(rororo sachbuch 7655)

Liesel Polinski
Spiel und Bewegung mit Babys *Das Prager Eltern- Kind-Programm*
(rororo sachbuch 9379)

Bettina Mähler/ Karin Osenbrügge
Die ersten Wochen mit dem Baby
(rororo sachbuch 8766)

J. Steidinger / K. J. Uthicke
Frühgeborene *Von Babys, die nicht warten können*
(rororo sachbuch 8504)

Sollten Sie sich weiter informieren wollen, erhalten Sie in Ihrer Buchhandlung kostenlos unseren Katalog «Bücher für Eltern / Bücher für Kinder», wo sie alle Titel der Reihen *Mit Kindern leben* und *rotfuchs* ausführlich vorgestellt finden.

Praktische Tips, Ideen, Ratgeber. Anregungen für den Umgang mit Kindern in der Freizeit.

Helga Biebricher
Scherzfragen, Rätsel, Schüttelreime *Vergessenes und Neues zur Unterhaltung*
(rororo sachbuch 7662)

Gela Brüggebors
Körperspiele für die Seele *312mal Bewegung, Entspannung, Energie. Anregungen zur Psychomotorik*
(rororo sachbuch 8526)
So spricht mein Kind richtig *Entwicklungen und Störungen beim Sprechenlernen. Wie Eltern und Erzieher helfen können. Mit 237 lustvollen Spiel-Ideen.*
(rororo sachbuch 8100)
So lernen Kinder besser *Mentale Fähigkeiten fördern, Lernhemmungen beheben.*
(rororo sachbuch 60154)

Kristina Hoffmann-Pieper
Basteln zum Nulltarif *Spiel und Spaß mit Haushaltsdingen*
(rororo sachbuch 7955)

Barbara Cratzius
Noch mehr Fingerspiele und andere Kinkerlitzchen *Eine Wundertüte für neue Spiellust mit kleinen Kindern*
(rororo sachbuch 8574)
Allererste Kinderrätsel *Denkspaß für Eltern und Kinder*
(rororo sachbuch 9143)

Sharla Feldscher
Das Spiel- und Aktionsbuch Spaß für Kinder, Eltern, Pädagogen
(rororo sachbuch 8867)

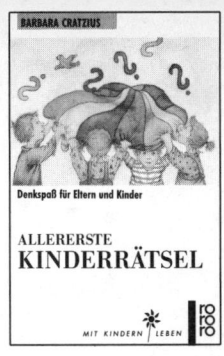

BARBARA CRATZIUS

Denkspaß für Eltern und Kinder

ALLERERSTE
KINDERRÄTSEL

rororo
MIT KINDERN / LEBEN

Bettina Hannsz
Kinder mögen Yoga *Entspannung für Körper und Seele*
(rororo sachbuch 9130)

Beate Seeßlen-Hurler
Kinderfeste *Vorschläge für den Feierspaß von groß und klein*
(rororo sachbuch 8302)

Sollten Sie sich weiter informieren wollen, erhalten Sie in Ihrer Buchhandlung kostenlos unseren Katalog «Bücher für Eltern / Bücher für Kinder», wo Sie alle Titel der Reihen *Mit Kindern leben* und *rotfuchs* ausführlich vorgestellt finden.